MW01713796

パレオダイエットレシピ

体にやさしい食事で、健康的な暮らしを手に入れよう

真田 めぐみ

まとめ

スモークリブのアップルソースとマスタード添え

濡れた：1時間休憩：15分 焙煎：4時間 調理：20分 調理：4人前画像

豊かな風味と肉の食感スモークリブには、新鮮で歯ごたえのあるものが必要です。ほとんどすべてのクリックで問題ありませんが、フェンネル クリック (を参照)レシピそして写真でここ)、特に優れています。

引き裂かれた

りんごまたはくるみの木 8～10個

豚ロースステーキ 3～3.5キロ

スモークスパイス 1/4カップ（レシピ)

ソース

皮をむき、芯を取り、薄くスライスした、中火で調理したリンゴ 1 個

玉ねぎのみじん切り¼カップ

¼カップの水

アップルサイダービネガー¼カップ

ディジョンマスタード 大さじ2（レシピ)

水 大さじ2～3

1. 燃焼の少なくとも 1 時間前に、木片を十分な量の水に浸します。使用前に排水してください。リブから目に見える脂肪を取り除きます。必要に応じて、肋骨の後ろから薄い膜を取り除きます。ステーキを大きくて深い鍋に入れます。スパイスを均等に振りかけます。指でこする 室温で15分間休ませます。

2. 製造元の指示に従って、予熱した石炭、水気を切った木くず、および水の容器をバーナーに入れます。鍋に水を注ぎます。水を入れた鍋の上のワイヤーラックに肋骨を骨側を下にして並べます。（またはリブをワイヤ

ーラックに置きます。リブのラックをワイヤーラックに置きます。）カバーして2時間ローストします。焙煎プロセス全体を通して、焙煎機の温度を約 225°F に維持します。温度と湿度を維持するために、炭と水を追加します。

3. 一方、モップソース用に、リンゴのスライス、タマネギ、および ¼ カップの水を小さな鍋に入れます。沸騰させます。熱を下げる ふたをして10〜12分間、またはリンゴのスライスが非常に柔らかくなるまで、時々かき混ぜながら調理します. 少し冷やします。皮をむいたリンゴとタマネギをフードプロセッサーまたはブレンダーに移します。カバーしてブレンドするか、滑らかになるまでブレンドします。鍋に戻します。ビネガーとディジョンマスタードを混ぜます。時々かき混ぜながら中火で5分煮る。大さじ 2 〜 3 杯の水 (または必要に応じてそれ以上) を加えて、ソースをビネグレットソースのようにします。ソースを3つに分けます。

4. 2 時間後、ソースの 3 分の 1 をモップで拭きます。ふたをして、さらに1時間ローストします。ソースのさらに 3 分の 1 でもう一度磨きます。リブの各スラブを頑丈なアルミホイルで包み、リブを喫煙者に戻し、必要に応じて互いの上に積み重ねます. 蓋をして、さらに 1 〜 1.5 時間、または肋骨が柔らかくなるまでローストします。*

5. リブを捨て、ソースの残りの 3 分の 1 を刷毛で塗ります。骨の間の肋骨を切って提供します。

*ヒント: リブの柔らかさをテストするには、リブのプレートからホイルを慎重に取り外します。トングでプレートを持ち上げ、プレートをプレートの上部 4 分の 1 に

押し付けます。肉の面が下になるようにリブをひっくり返します。リブが柔らかい場合は、スラブをつかんだときに開始する必要があります。柔らかくない場合は、アルミホイルで包み、リブが柔らかくなるまでローストします。

新鮮なパイナップルとポークリブのグリル

準備：20分調理：8分調理：1時間15分：4人前

田舎風ポークチョップは肉厚で、安価で、すりつぶしてバーベキューソースのスラリーで調理するなど、適切に処理すると、柔らかく溶けます。

2ポンド。カントリースタイルの骨なしポークリブ
黒コショウ 小さじ¼
精製ココナッツオイル 大さじ1
½カップのフレッシュオレンジジュース
1 1/2カップのバーベキューソース（レシピ)
刻んだ緑および/または赤キャベツ 3 カップ
にんじんのみじん切り 1カップ
細かく刻んだパイナップル 2カップ
スパークリング シトラス ビネグレット 1/3 カップ（レシピ)
バーベキューソース（参照レシピ) (オプション)

1. オーブンを 350°F に予熱します。豚肉に胡椒をふります。大きなフライパンで、ココナッツオイルを中火から強火にかけます。ポークリブを追加します。8〜10分間、またはきつね色になるまで調理し、均等に回します。ステーキを 3 クォートの長方形の皿に入れます。

2. ソースは、オレンジジュースを鍋に加え、金色のビットをつかむようにかき混ぜます。1 1/2カップのバーベキューソースをかき混ぜます。リブの上にソースを注ぐ。リブを回転させてソースを塗ります (必要に応じてペストリーブラシを使用してリブにソースを刷毛で塗ります)。アルミホイルで鍋をしっかりと覆います。

3. カルビを 1 時間調理します。アルミホイルを外し、リブにパンソースを塗る。さらに約15分、または肋骨が柔らかく黄金色になり、ソースが少しとろみがつくまで調理します。

4. 一方、パイナップル サラダには、キャベツ、ニンジン、パイナップル、ブライト シトラス ビネガーを混ぜ合わせます。提供する準備が整うまでカバーして冷蔵します。

5. カルビにサラダを添え、必要に応じて追加のバーベキュー ソースを添えます。

スパイシーポークグーラッシュ

準備：調理時間20分：下ごしらえ時間40分：6人前

このハンガリーのシチューが提供されますカリカリしおれたキャベツのベッドの上に一皿。クミンシードがある場合は、すり鉢ですりつぶします。そうでない場合は、シェフのナイフの幅広側の下でナイフを拳で軽く押して締めます。

グヤーシュ

豚肉1.5キロ

赤、オレンジ、黄ピーマンのみじん切り 2カップ

細かく刻んだ赤玉ねぎ 3/4 カップ

新鮮な赤唐辛子 1 個、種を取り、細かくみじん切りにする (参照ヒント)

スモークスパイス 大さじ4（レシピ）

クミンシード 小さじ1

小さじ¼杯のマジョラムまたはオレガノ

14 オンス カップの無塩さいの目に切ったトマト 1 個、水気を切っていない

赤ワインビネガー 大さじ2

細かく刻んだレモンの皮 大さじ1

みじん切りにした新鮮なパセリ 1/3 カップ

キャベツ

オリーブオイル 大さじ2

スライスした中玉ねぎ 1 個

緑または赤キャベツ 1 本、ねじって薄くスライスする

1. グーラッシュの場合、豚肉、ピーマン、タマネギを大型のダッチ オーブンで中火から強火で 8 ～ 10 分間、または豚肉のピンク色がなくなり、野菜がカリッとカリカリになるまで調理します。さあ、混ぜてください。木のスプーンで肉を割る。脂肪を排出します。熱を弱めます。赤唐辛子、スモーク スパイス、クミン シード、マジョラムを追加します。蓋をして10分煮る。水切り

していないトマトと酢を加える。沸騰させます。熱を下げる ふたをして、20分間調理します。

2. 一方、キャベツは大きめのフライパンに油をひき、中火で熱する。タマネギを加え、柔らかくなるまで約2分煮ます。キャベツを追加します。混ぜ合わせます。熱を弱めます。時々かき混ぜながら、約8分間、またはキャベツが柔らかくなるまで調理します。

3. お皿に盛り付けます。グーラッシュとの相性も抜群で、レモンの皮とパセリを散らしています。

スライスしたフェンネルとフライドオニオンを添えたイタリアン マリナーラ ソーセージ ミートボール

準備：調理時間30分：調理時間30分：調理時間40分：4～6人前

このレシピは珍しい例です新鮮なバージョンは、缶詰製品よりも優れていない場合でも、同じくらい優れています.非常に熟したトマトがない限り、新鮮なトマトでは缶詰のトマトほど良い食感は得られません.無塩で、さらに良いことに、オーガニック製品を使用していることを確認してください.

ミートボール

卵2個

½カップのアーモンド粉

にんにく 8片（みじん切り）

辛口白ワイン 大さじ6

パプリカ 小さじ1

黒胡椒 小さじ2

軽く砕いたフェンネルシード 大さじ1

乾燥オレガノ 小さじ1（みじん切り）

乾燥タイム 大さじ1（みじん切り）

小さじ1/4～1/2のカイエンペッパー

豚肉1.5キロ

マリーナへ

オリーブオイル 大さじ2

2 15 オンスの無塩クラッシュ トマト缶または 28 オンス缶の無塩クラッシュ トマト

生バジルのみじん切り½カップ

中程度のフェンネル 3 個、半分に切り、芯を取り、薄くスライスする

玉ねぎ 1個（半分に切って薄切り）

1. オーブンを375°Fに予熱します。大きな天板に羊皮紙を並べます。無視する 大きなボウルに、卵、アーモンド粉、にんにく6片、ワイン大さじ3、パプリカ、黒コショウ小さじ1.5、フェンネルシード、オレガノ、タイム、黒コショウを入れて泡立てる。豚肉を追加します。よく混ぜます 豚肉の混合物を1.5インチのミートボールに成形します（約24個のミートボールが必要です）。準備した鍋に単層に並べます。約30分、または焼き色がつくまで、一度返しながら焼きます。

2. 一方、マリナラソース用に、大さじ1杯のオリーブオイルを4～6クォートのダッチオーブンで加熱します。残りの2つのみじん切りにんにくを追加します。約1分間、または茶色くなるまで調理します。残りの大さじ3杯のワイン、つぶしたトマト、バジルをすばやく加えます。沸騰させます。熱を下げる ふたをせずに5分間調理します。調理したミートボールにマリナラソースをからめます。ふたをして25～30分煮込む。

3. その間、大きな鍋に残りのオリーブオイル大さじ1を中火で熱します。スライスしたフェンネルとタマネギを加えます。頻繁にかき混ぜながら、8～10分間、または柔らかく薄茶色になるまで調理します。残りの小さじ半分の黒胡椒で味付けします。フェンネルとフライドオニオンの上にミートボールとマリナラソースを添えます。

豚ズッキーニのバジルと松の実の詰め物

準備：調理時間 20 分: 調理時間 22 分: 20 分: 4 人前

子供たちはこの楽しい料理を食べるのが大好きですひき肉、トマト、ピーマンを詰めたズッキーニのピューレ。お好みで、大さじ3杯のバジルペストを加えてください。レシピ) 新鮮なバジル、パセリ、松の実の代わりに。

中サイズのズッキーニ 2本

エキストラバージンオリーブオイル 大さじ1

12オンスの豚肉

刻んだタマネギ 3/4カップ

にんにく 2片（みじん切り）

みじん切りトマト 1カップ

細かく刻んだ黄色またはオレンジ色のコショウ 2/3 カップ

軽く砕いたフェンネルシード 大さじ1

みじん切り赤唐辛子 小さじ½

¼カップのフレッシュバジル

新鮮なパセリのみじん切り 大さじ3

トーストした松の実 大さじ2（ヒント）と約に削減

細かく刻んだレモンの皮 小さじ1

1. オーブンを華氏 350 度に予熱します。ズッキーニを縦半分に切り、中心をそっと取り除き、1/4インチの殻を残します。ズッキーニの果肉をみじん切りにし、脇に置きます。スカッシュの半分を切り口を上にして紙皿に並べます。

2.フィリング用に、大きなフライパンにオリーブオイルを中火から強火で熱します。豚肉を追加します。ピンク色でなくなるまで調理し、木のスプーンでかき混ぜて肉を砕きます。脂肪を排出します。熱を中程度に下げます。玉ねぎとにんにくを残し、ズッキーニの果肉を加えます。約8分間、またはタマネギが柔らかくなるまで調理してかき混ぜます。トマト、ピーマン、フェンネルシード、赤ピーマンのみじん切りを加えます。約10分間、またはトマトが柔らかくなり破裂し始めるまで調理します。鍋を火から下ろします。バジル、パセリ、松の実、レモンの皮を加えます。詰め物をズッキーニの殻の間に分け、軽く重ねます。

カレーとパイナップルマッシュポークのボウル、ココナッツミルクとハーブ添え

準備：30分調理：15分調理：4人前で40分画像

大きなスパゲッティスカッシュ 1個
精製ココナッツオイル 大さじ2
豚肉1キロ
細かく刻んだエシャロット 大さじ2
フレッシュレモン 大さじ2
生姜のみじん切り 大さじ1
にんにく 6片（みじん切り）
刻んだレモングラス 大さじ1
無塩タイカレー粉 大さじ1
刻んだ赤唐辛子 1 カップ
玉ねぎのみじん切り 1カップ
にんじんの缶詰 1/2カップ
ベビーボクチョイ 1 切れ（3 カップ）
スライスした新鮮なシャンパン マッシュルーム 1 カップ
薄くスライスしたタイ唐辛子 1～2本ヒント)
1 13.5 オンス缶の天然ココナッツ ミルク (Nature's Way など)
½カップのチキンボーンブロス（レシピ）または無塩チキンスープ
新鮮なパイナップル ジュース ¼ カップ
油を加えていない無塩カシューバター 大さじ3
スライスした新鮮なパイナップル 1 カップ
ライムボウル
新鮮なコリアンダー、ミントおよび/またはタイのバジル
ローストカシューナッツのみじん切り

1. オーブンを 400º F に予熱します。ピクルスを添えたスパゲッティを電子レンジで3分間加熱します。かぼちゃは

丁寧に縦半分に切り、種を取り除く。かぼちゃの切り口にココナッツオイル大さじ1をすり込みます。スカッシュの半分を、側面を下にして天板に置きます。40～50分、またはナイフで簡単に穴が開くまで焼きます。フォークの先で殻から果肉を取り除き、提供する準備が整うまで再加熱します.

2. 中くらいのボウルに、豚肉、エシャロット、レモン汁、生姜、にんにく、レモングラス、カレー粉を入れて混ぜる。よく混ぜます 大きなフライパンで、残りの大さじ 1 杯のココナッツ オイルを中火から強火にかけます。豚肉の混合物を追加します。ピンク色でなくなるまで調理し、木のスプーンでかき混ぜて肉を砕きます。ピーマン、タマネギ、ニンジンを加えます。約3分間、または野菜がカリカリで柔らかくなるまで調理してかき混ぜます。チンゲン菜、マッシュルーム、チリ、ココナッツ ミルク、チキンボーン ブイヨン、パイナップル ジュース、カシュー バターを入れてかき混ぜます。沸騰させます。熱を下げる パイナップルを追加します。火が通るまで、蓋をせずに調理します。

3. 提供するために、パンプキン ヌードルを 4 つのボウルに分けます。スカッシュにカレーワインを注ぐ。くし切りレモン、ハーブ、カシューナッツを添えて。

スパイシーなグリル ポーク チョップとスパイシーなキュウリのサラダ

準備：グリル30分：10分 休憩：10分：4人前

カリカリきゅうりのサラダスパイシーなポークバーガーに爽やかなミントの風味をプラスした爽やかな味わいです。

⅓カップのオリーブオイル
刻んだフレッシュミント ¼カップ
白ワインビネガー 大さじ3
にんにく 8片（みじん切り）
黒コショウ 小さじ¼
きゅうり 中2本、薄切り
玉ねぎ 1個（薄切り）（約1/2カップ）
豚肉 1¼～1½キロ
新鮮なコリアンダーのみじん切り 1/4 カップ
中くらいの新鮮なハラペーニョまたはセラーノペッパー1～2個、種を取り（必要に応じて）、細かく刻んだ（参照）ヒント)
中程度の赤ピーマン 2 個 (種を取り、4 等分)
オリーブオイル 大さじ2

1. ⅓ カップのオリーブオイル、ミント、酢、みじん切りにしたにんにく 2 片、黒コショウを大きなボウルで泡だて器で混ぜます。スライスしたキュウリとタマネギを追加します。よくコーティングされるまで混ぜます。ふたをして、サーブする準備が整うまで冷まし、1～2回かき混ぜます。

2. 大きなボウルに豚肉、パクチー、唐辛子、にんにくのみじん切り6片を入れて混ぜる。厚さ3/4インチのミートボールを4つ作ります。4分の1のピーマンに大さじ2杯のオリーブオイルを軽くまぶします。

3. 炭またはガスグリルの場合は、ミートボールと 4 分の 1 のピーマンを直接中火にかけます。ふたをして、ポーク ボールの側面の温度計が 160°F になるまでグリルし、4 分の 1 に切ったピーマンが柔らかくなり、軽く焦げ目がつくまで焼きます。ミートボールの場合は 10 〜 12 分、ピーマンの場合は 8 〜 10 分待ちます。

4. 4等分したピーマンに火が通ったら、アルミホイルで包み密閉する。約 10 分間、または十分に冷めるまで放置します。鋭利なナイフを使用して、コショウから皮を慎重に取り除きます。ピーマンは縦に薄い千切りにする。

5. 盛り付けるには、きゅうりのサラダとスプーンを 4 つの大きなお皿に均等にのせます。各プレートに豚肉を追加します。赤唐辛子のスライスをバンズの上に均等に重ねます。

ズッキーニのサンドライトトマトペスト、ピーマン、イタリアンソーセージのピッツァ

準備：調理時間 30 分: 調理時間 15 分: 30 分: 4 人前

ナイフとフォークを使ったピザです。ソーセージとペッパーをペストでコーティングした地殻に軽く押し込んで、トッピングが十分にくっついてピザがうまく切れるようにしてください.

オリーブオイル 大さじ2

細かく刻んだアーモンド 大さじ1

軽く溶いた大きな卵 1 個

½カップのアーモンド粉

新鮮なオレガノのみじん切り 大さじ1

黒コショウ 小さじ¼

にんにく 3片（みじん切り）

刻んだズッキーニ 3½カップ（中2本）

イタリアンソーセージ（参照レシピ、下）

エキストラバージンオリーブオイル 大さじ1

ピーマン 1個（黄色、赤、またはそれぞれの半分）、種を取り、非常に薄いストリップに切る

薄切り玉ねぎ 1個

乾燥トマトペスト（参照レシピ、下）

1. オーブンを 425°F に予熱します。大さじ2杯のオリーブオイルで12インチのピザパンを磨きます.刻んだアーモンドをふりかけます。無視する

2. クラストを作るために、大きなボウルに卵、アーモンド粉、オレガノ、黒胡椒、にんにくを混ぜ合わせます。切ったズッキーニをきれいなチーズクロスまたはチーズクロスの上に置きます。よく集める

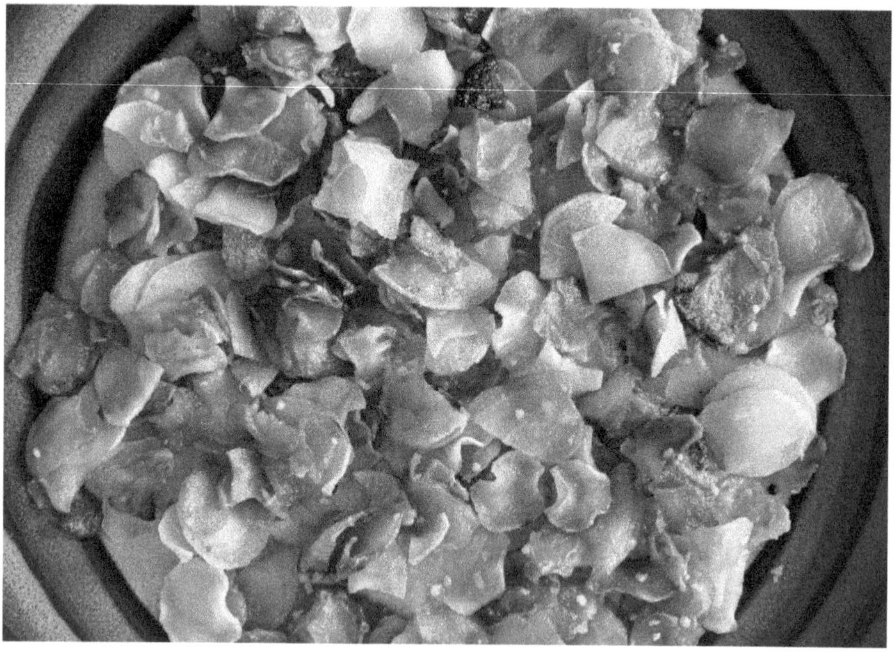

子羊の脚のスモーク レモンとコリアンダーとアスパラガスのグリル

濡れた：調理時間 30 分: グリルで 20 分: 45 分 休憩: 調理時間 10 分 6 ～ 8 人前

シンプルでエレガント、この料理はパンチが効いています春に活躍する食材はラム肉とアスパラガス。コリアンダーシードをローストすると、温かく素朴で少しスパイシーな風味が生まれます。

アメリカンウォールナッツチップス 1カップ
コリアンダーシード 大さじ2
細かく刻んだレモンの皮 大さじ2
黒胡椒 小さじ1.5
新鮮なタイムのみじん切り 大さじ2
体重2～3キロの骨なし子羊1頭
新鮮なアスパラガス 2束
オリーブオイル 大さじ1
黒コショウ 小さじ¼
4分の1に切ったレモン1個

1.調理する少なくとも30分前に、アメリカクルミのフレークをボウルに浸し、それらを覆うのに十分な水を入れます。無視する その間、小さなフライパンでコリアンダーシードを中火で2分間、または頻繁にかき混ぜながら香ばしくてカリカリになるまでトーストします. 鍋から種を取り除きます。冷まします 種が冷めたら、すり鉢と乳棒で砕きます (または種をまな板に置き、木のスプーンの背でたたきます)。小さなボウルに、砕いたコリアンダーの種、レモンの皮、小さじ1/2のコショウ、タイムを混ぜます。無視する

2. ローストラムから網があれば取り除きます。作業面でステーキを開き、脂肪面を下にします。スパイス混合物の半分を肉に注ぎます。指でこする ステーキを見つけて、綿100%のキッチンタオル4～6枚で結びます。残りの調味料をステーキの外側にまぶし、軽く押さえて密着させます。

3. チャコール グリルの場合は、ドリップ パンの周りに中程度の炭を置きます。中火のフライパンで試してみてください。水気を切った削りくずを炭の上に注ぎます。ラムチョップをワイヤーラックのラックに置きます。ふたをして中火（145°F）で40～50分間ローストします。（ガスグリルの場合は、グリルを予熱します。火を中火に下げます。間接調理に設定します。メーカーの指示に従って水気を切ったウッドチップを加えることを除いて、上記のようにグリルします。） ステーキをホイルで覆います。スライスする前に10分間休ませてください。

4. その間に、アスパラガスのヘタを切り落とします。大きなボウルにアスパラガスを入れ、オリーブ オイルと小さじ 1/4 のコショウで味付けします。アスパラガスをグリルの外側の端に置き、炭の真上に、グリルに垂直に置きます。ふたをして5～6分、焼き色がつくまで焼きます。アスパラガスの上にレモンのくさびを絞ります。

5. ラムチョップは筋を取り、薄切りにする。グリルしたアスパラガスを肉に添えます。

子羊のシチュー 根セロリのスパゲッティ添え

準備：30 分間調理: 6 サービングの場合は 1 時間 30 分

根セロリは全然違うこの鍋と熱い子羊の鍋（を参照）レシピ）。甘いクルミの根の非常に薄いストリップを作るためにマンドリン スライサーが使用されます。柔らかくなるまでスープで煮込んだ「タリアテッレ」。

レモンとハーブのソース 大さじ2（レシピ）
1 1/2 ポンドの調理済み子羊を 1 インチの立方体に切る
オリーブオイル 大さじ2
玉ねぎのみじん切り 2カップ
にんじんのみじん切り 1カップ
みじん切りビーツ 1カップ
にんにくのみじん切り 大さじ1（6片）
無塩トマトペースト 大さじ2
½カップ辛口赤ワイン
牛骨スープ 4カップ（参照）レシピ）または無塩肉スープ
ローリエ 1枚
2 カップ 1 インチのさいの目に切ったカボチャ
みじん切りにしたナス 1カップ
皮をむいたセロリの根 1ポンド
パセリのみじん切り

1. オーブンを 250°F に予熱します。ラム肉にハーブソースをまんべんなくかけます。優しくトスしてコーティングします。中強火で6〜8クォートのダッチオーブンを加熱します。オリーブ オイル大さじ 1 を加え、ダッチオーブン ラムの半分を味付けします。熱した油で肉を両面焦がす。焦げ目がついた肉を皿に移し、残りの子

羊とオリーブ オイルで繰り返します。熱を中程度に下げます。

2. 玉ねぎ、にんじん、ビーツを鍋に入れる。野菜を4分間調理してかき混ぜます。にんにくとトマトペーストを加え、さらに1分間煮ます。赤ワイン、牛骨スープ、ローリエ、コンビーフ、鍋に溜まった汁を加えます。混合物を沸騰させます。ダッチオーブンを閉じて、予熱したオーブンに入れます。1時間煮込み、かぼちゃとなすを混ぜる。オーブンに戻し、さらに30分間調理します。

3. シチューを焼いている間に、根セロリをマンドリンで細かく刻む。セロリの根のスライスを幅 1/2 インチのストリップに切ります。（約4カップ必要です。）セロリの根のストリップをスープにかき混ぜます。約10分間、または柔らかくなるまで調理します。提供する前にベイリーフを取り除いて捨ててください。みじん切りのパセリをそれぞれにふりかけます。

ザクロとナツメヤシのフランス風ラムチョップ

準備：調理時間 10 分: 冷ます時間 18 分: 10 分: 4 人前

「フレンチ」という用語は肋骨を指します鋭利なメスで脂肪、肉、結合組織を取り除いたもの。魅力的なプレゼンテーションです。肉屋に依頼するか、自分で行うことができます。

チャツネ

無糖ザクロジュース ½カップ

フレッシュレモン 大さじ1

エシャロット 1個（皮をむいて薄切り）

細かく刻んだオレンジの皮 小さじ1

みじん切りにしたメジュール ナツメヤシ 1/3 カップ

みじん切り赤唐辛子 小さじ¼

ザクロの仮種皮 1/4カップ*

オリーブオイル 大さじ1

新鮮なイタリアンパセリ（平らな葉）のみじん切り 大さじ1

ラムチョップ

オリーブオイル 大さじ2

フランス風ラムチョップ 8枚

1. チャツネを作るために、小さなボウルにザクロジュース、レモンジュース、エシャロットを混ぜます。沸騰させます。熱を下げる ふたをせずに2分間調理します。オレンジの皮、ナツメヤシ、刻んだ唐辛子を加えます。約10分冷ます。ザクロ、オリーブオイル大さじ1、パセリを混ぜます。提供する準備が整うまで室温に置いておきます。

2.リブ用に、大きなフライパンにオリーブオイル大さじ2を中火で熱します。バッチで作業し、リブをフライパンに追加し、中火 (145°F) で 6 ～ 8 分間調理し、一度返します。ステーキにチャツネをトッピング。

* 注: 新鮮なザクロとその仮種皮または種子は、10 月から 2 月まで入手できます。見つからない場合は、無糖の乾燥種子を使用して、チャツネにクランチを追加します.

チミチュリ ラムチョップとラディッキオ スープ

準備：マリネに 30 分: 調理に 20 分: 20 分: 4 人前

チミチュリはアルゼンチンで最もポピュラーな調味料人気のステーキに同梱される本場ガウチョ風バーベキュー。多くのバリエーションがありますが、通常、濃厚なハーブ ソースは、パセリ、コリアンダーまたはオレガノ、タマネギおよび/またはニンニク、みじん切りの赤唐辛子、オリーブ オイル、および赤ワイン ビネガーを中心に作られます。ステーキのグリルに最適ですが、フライパンやフライパンで焼いたラムチョップ、チキン、ポークとの相性も抜群です。

8 ラムチョップ、1 インチの厚さにカット
½カップのチミチュリソース（参照）<u>レシピ</u>)
オリーブオイル 大さじ2
玉ねぎ 1 個、半分に切って薄切りにする
以下のクミンシード 大さじ1 *
にんにく 1片（みじん切り）
大根 1 頭、ねじって細い棒状に切る
バルサミコ酢 大さじ1

1. ラムチョップを大きなボウルに入れます。大さじ2のチミチュリソースで味付けします。指を使って、各ステーキの表面全体にソースをこすります。リブを室温で20分間マリネします。

2. 一方、大根のローストは、大きな鍋に大さじ 1 のオリーブ オイルを熱します。玉ねぎ、クミンシード、にんにくを加えます。頻繁にかき混ぜながら、6〜7分またはタマネギが柔らかくなるまで調理します。大根を追加します。1〜2分間、または大根が少ししおれるまで調

理します。ボウルを大きなボウルに移します。バルサミコ酢を加えてよく混ぜます。ふたをして加熱する。

3. なべをきれいにします。フライパンに残りのオリーブオイル大さじ1を入れて中火にかけます。ラムチョップを追加します。熱を中程度に下げます。時々トングでステーキをひっくり返しながら、9～11分、または完全に火が通るまで調理します。

4. リブに残りのコールスローとチミチュリソースを添えます。

*注: クミンシードを砕くには、乳鉢と乳棒を使用するか、まな板に種を置き、シェフのナイフで砕きます。

アンチョビとセージを添えたラムチョップ さつまいもとにんじんのリコッタチーズ

準備：12分冷：1〜2時間グリル：6分前：4人前

ラムチョップは3種類。肉厚で肉厚なサーロインステーキは、小さなフィレンツェのステーキのようです。ここでいうカルビとは、子羊の骨の間を切って作ったものです。彼らは非常に繊細で、側面に長く魅力的な骨があります。多くの場合、フライパンやグリルで提供されます。安いショルダー ステーキは、他の 2 種類よりもやや脂身が多く、柔らかくなっています。焦げ目を付けてから、ワイン、ストック、トマト、またはこれらの組み合わせで揚げるのが最善です.

にんじん（中）3本、粗みじん切り

さつまいも 2個（みじん切り*または粗みじん切り）

パレオマヨ 1/2カップ（レシピ)

フレッシュレモン 大さじ2

ディジョンマスタード 大さじ2（レシピ)

新鮮なパセリのみじん切り 大さじ2

黒こしょう 小さじ½

ラムチョップ 8 枚、厚さ 1/2 から 3/4 インチにカット

スライスした新鮮なセージ 大さじ2、または乾燥させてピューレにしたセージ 大さじ2

粗挽きあんこ胡椒 大さじ2

小さじ½ガーリックパウダー

1. レムラードを作るために、にんじんとさつまいもを中くらいのボウルに入れて混ぜる。小さなボウルに、パレオマヨ、レモン汁、ディジョンマスタード、パセリ、ブラックペッパーを入れて混ぜる。ニンジンとサツマ

イモを入れます。皮膚に投げる 蓋をして1～2時間冷ます。

2. その間にセージ、あんこ、ガーリック パウダーを小さなボウルに入れ、混ぜ合わせる。スパイス混合物を子羊にこすりつけます。

3. 炭火またはガスグリルの場合は、ラムチョップをグリルの上に直接置き、中火にかけます。ふたをして中火(145°F)で6～8分間、または中火(150°F)で10～12分間焼き、途中で一度返します。

4.ラムチョップにレムラードを添える。

※注意：サツマイモはマンドリン千切りで切る。

エシャロット、ミント、オレガノを添えたラムチョップ

準備：20 分マリネ: 1 ～ 24 時間 燻製: 40 分 燻製: 4 人前で 12 分

ほとんどのマリネした肉と同様に、調理する前にラムチョップにハーブをこすりつける時間が長ければ長いほど、ラムチョップはより美味しくなります。このルールには例外が 1 つあります。それは、柑橘類の果汁、酢、ワインなどの酸性度の高い成分を含むマリネを使用する場合です。酸っぱいマリネに肉を長時間放置すると、肉がひび割れて水浸しになります。

子羊

細かく刻んだエシャロット 大さじ2
細かく刻んだフレッシュミント 大さじ2
新鮮なオレガノのみじん切り 大さじ2
地中海ドレッシング 大さじ5（レシピ）
オリーブオイル 大さじ4
にんにく 2片（みじん切り）
厚さ約 1 インチのラムチョップ 8 枚

サラダ

刻んだビーツ 3/4 キロ
オリーブオイル 大さじ1
¼カップのフレッシュレモンジュース
¼カップのオリーブオイル
細かく刻んだエシャロット 大さじ1
ディジョンマスタード 小さじ1（レシピ）
野菜ミックス 6カップ
チャイブのみじん切り 大さじ4

1. 子羊の場合は、エシャロット、ミント、オレガノ大さじ 2、地中海ドレッシング大さじ 4、オリーブ オイル大さ

じ4を小さなボウルに入れます。ラムチョップのすべての面をこすります。指でこする リブを皿に並べます。ラップで覆い、少なくとも1時間または最大24時間冷蔵します.

2. サラダ用に、オーブンを 400°F に予熱します。ビートをよくこする。ボートにカット 2リットルの鍋に入れる。大さじ1のオリーブオイルで味付けします。皿をアルミホイルで覆います。ビーツが柔らかくなるまで約40分。完全に冷ます。（ビーツは2日前にローストできます。）

3. レモン汁、オリーブオイル¼カップ、エシャロット大さじ1、ディジョンマスタード、地中海ドレッシング小さじ1をブレンダーで混ぜ合わせます。閉じてよく振ってください。サラダボウルで、ビートとグリーンを組み合わせます。少し酢で味付け。

4. 炭またはガスグリルの場合は、リブを中火でグリースを塗ったグリルに直接置きます。ふたをして、途中で一度返しながら、お好みで焼きます。ミディアム (145°F) の場合は 12 ～ 14 分、ミディアム (160°F) の場合は 15 ～ 17 分待ちます。

5. 4 皿にラムチョップ 2 枚と小さなサラダを盛り付けます。チャイブをふりかけます。残りのビネグレットを渡します。

レッドペッパークーリを添えたガーデンラムバーガー

準備：休憩20分：グリル15分：4人前27分

クーリはシンプルで滑らかなソースです果物または野菜のピューレに基づいています。これらのラムバーガーの鮮やかで美しい赤唐辛子ソースは、グリルしたパプリカとスモークしたパプリカの 2 倍の煙を出します。

赤唐辛子のクーリ

1つの大きな赤唐辛子

辛口白ワインまたは白ワインビネガー 大さじ1

オリーブオイル小さじ1

スモークパプリカ 小さじ½

ハンバーガー

ドライトマト 1/4カップ

刻んだズッキーニ ¼カップ

刻んだフレッシュバジル 大さじ1

オリーブオイル 大さじ2

黒こしょう 小さじ½

ラム肉 1.5キロ

軽く泡立てた卵白 1個

地中海ドレッシング 大さじ1（レシピ）

1. ペッパークーリの場合は、中火でグリルに赤唐辛子を直接置きます。蓋をして15～20分、または焦げて非常に柔らかくなるまでグリルし、ピーマンを5分ごとに回して両面を焦がします。グリルから取り出し、すぐにホイルまたはアルミホイルの袋に入れてピーマンを完全に密閉します. 15分間、または十分に冷めるまで放置します。鋭利なナイフを使用して、皮を慎重に取り除き、廃棄します。ピーマンを4等分し、ヘタ、種、ワタを取り除く。ローストペッパー、ワイン、オリーブオイル、スモークパプリカをフードプロセッサーで混ぜます。カバーしてブレンドするか、滑らかになるまでブレンドします。

2. その間、フィリング用にドライトマトを小さなボウルに入れ、沸騰したお湯で覆います。5分間休ませます。みじん切りにしたトマトとズッキーニを吸収紙で水気を切ります。小さなボウルに、トマト、ズッキーニ、バジル、オリーブオイル、小さじ1/4の黒コショウを混ぜます。無視する

3. 大きなボウルに子羊肉、卵白、小さじ 1/4 の黒コショウ、地中海の調味料を混ぜます。よく混ぜます 肉の混合物を 8 等分し、それぞれを厚さ 1/4 インチのパティに成形します。4つのミートボールのスプーン。残りのミートボールを飾り、端をつまんでフィリングを密封します。

4. ミートボールをグリルの上に直接置き、中火にかけます。蓋をして 12 ～ 14 分、または完成するまで (160°F) グリルし、途中で一度ひっくり返します。

5. 仕上げに、ハンバーガーに赤唐辛子のクーリを添えます。

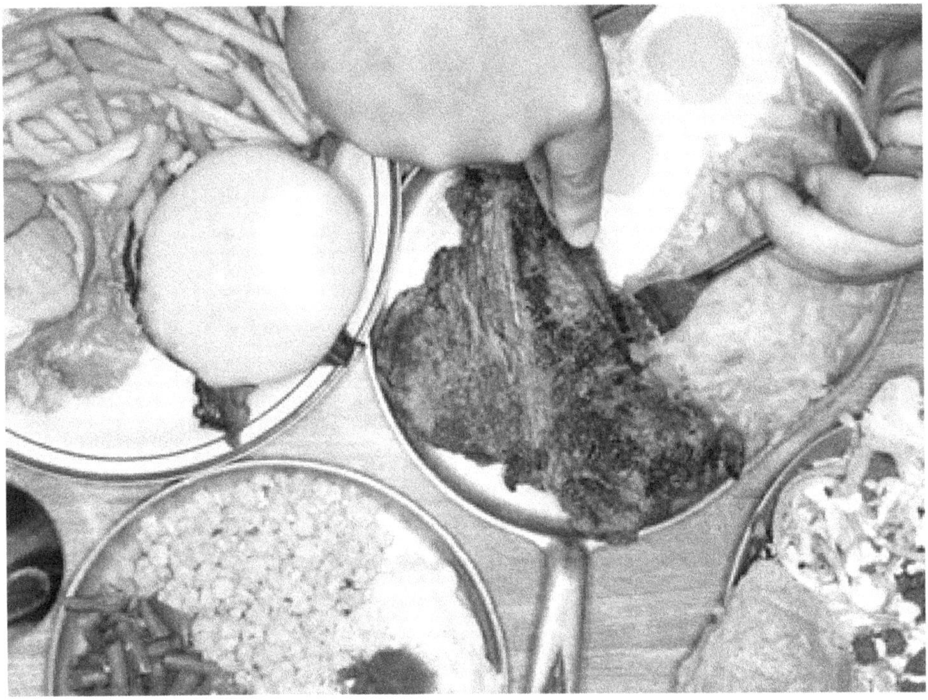

ダブルオレガノとザジキソースのラムタパス

濡れた：準備に 30 分: 冷却に 20 分: 焙煎に 30 分: 4 人前で 8 分

これらの子羊のシャンクは、実際には地中海と中東ではコフタとして知られています: 味付けした牛肉 (通常は子羊または牛肉) をボールまたは串に成形し、グリルします。新鮮で乾燥したオレガノは、素晴らしいギリシャの風味を与えます.

8 x 10 インチの木製串

ラムスナック

赤身の子羊 1 ½ キロ

小玉ねぎ 1 個、みじん切りにして水気を絞る

新鮮なオレガノのみじん切り 大さじ1

乾燥オレガノ 大さじ2（みじん切り）

小さじ1杯の黒胡椒

ギリシャのザジキソース

パレオマヨ 1カップ（レシピ)

大きなキュウリの半分、種を取り、すりおろし、絞って乾かします

フレッシュレモン 大さじ2

にんにく 1片（みじん切り）

1. レールを 30 分間浸すのに十分な量の水に浸します。

2. ラムチョップの場合は、挽いたラム肉、タマネギ、新鮮な乾燥オレガノ、コショウを大きなボウルに入れます。よく混ぜます 子羊の混合物を8等分します。各セクションを串の中心に合わせて形作り、5 x 1 インチの丸太を作ります。カバーをして、少なくとも30分間冷まします。

3. ザジキソース用に、パレオマヨ、きゅうり、レモン汁、にんにくを小さなボウルに入れます。提供する準備が整うまでカバーして冷蔵します。

4. 炭火またはガスグリルの場合は、子羊をグリルの上に直接置き、中火にかけます。ふたをして中火(160°F)で約8分、途中で一度返しながら焼く。

5. 子羊の脚にザジキソースを添えます。

サフランとレモンのフライドチキン

準備：冷やして15分：8時間 焙煎：1時間15分 休憩：10分で4人前

サフランは乾いた雄しべクロッカスの花の一種。高価ですが、もう少しです。サクサクのフライドチキンに、独特の土の風味と美しい黄色が加わります。

丸鶏4～5kg

オリーブオイル 大さじ3

みじん切りにして皮をむいたにんにく 6かけ

細かく刻んだレモンの皮 小さじ1½

フレッシュタイム 大さじ1

みじん切り黒胡椒 小さじ1.5

サフラン 小さじ½

月桂樹の葉 2枚

4分の1に切ったレモン1個

1.鶏肉から首と痕跡を取り除きます。廃棄するか、他の用途のために保存してください。鶏の空洞をきれいにします。吸収紙で乾かします。鶏肉の余分な皮や脂を取り除きます。

2. オリーブオイル、にんにく、レモンの皮、タイム、コショウ、サフランをフードプロセッサーで混ぜます。ふんわり生地の製法。

3. 指で鶏の外側と空洞に卵をこすりつけます。鶏肉を大きなボウルに移します。少なくとも8時間または一晩カバーして冷蔵します。

4. オーブンを 425°F に予熱します。レモンの四分の一と月桂樹の葉を鶏肉の空洞に置きます。脚を綿100%のキッチン用麻ひもで結びます。手羽先を鶏肉の下に置きます。骨に触れずに内ももの筋肉に肉用温度計を挿入します。大きなローストパンのワイヤーラックに鶏肉を置きます。

5. 15分揚げる。オーブンの温度を 375°F に下げます。さらに約1時間、またはジュースが透明になり、温度計が175°Fを記録するまで調理します.鶏肉をホイルで覆う。成形する前に10分間寝かせます。

パッチコックチキンのヒカマスロー添え

準備：グリルで40分：1時間5分 スタンディング：10分：4人前

「スパッチコック」は古い料理用語です最近では、鳥（コーニッシュ鶏や鶏など）を背中で分割し、それを広げて本のように平らにして、より迅速かつ均一に調理するプロセスを説明するために使用されるようになりました.蝶に似ていますが、鳥のみを指します。

鶏

ポブラノペッパー1個
細かく刻んだエシャロット 大さじ1
にんにく 3片（みじん切り）
細かく刻んだレモンの皮 小さじ1
細かく刻んだレモンの皮 小さじ1
スモークスパイス 小さじ1（レシピ）
乾燥オレガノ 小さじ½ みじん切り
クミン 小さじ½
オリーブオイル 大さじ1
鶏肉 1 羽 3 ～ 3.5 ポンド

スロー

皮をむいてすりおろしたミディアムサイズのヒカマ 1/2 個（約 3 カップ）
ホタテの薄切り ½カップ (4)
皮をむき、芯を取り、すりおろしたグラニースミスりんご 1個
新鮮なコリアンダーのみじん切り 1/3 カップ
フレッシュオレンジジュース 大さじ3
オリーブオイル 大さじ3
小さじ1杯のハーブとレモンのドレッシング（レシピ）

1. 炭火グリルを作るには、グリルの片側に中炭を置きます。グリルの空の側の下にドリップパンを置きます。中火でグリルに直接ポブラノを置きます。ふたをして、15 分間、またはポブラノのすべての面が焦げ目がつくまで、時々返しながらグリルします。すぐにポプラノ紙で包みます。10分間休ませます。紙を開き、ポブラノを縦半分に切ります。茎と種を取り除きます（参照ヒント）。鋭利なナイフを使用して、皮を慎重に取り除き、廃棄します。ポブラノを細かく刻む。（ガスグリルの場合は、グリルを予熱します。熱を中火に下げます。間接調理に設定します。グリルのトップヒートのように）。

2. ポブラノ、エシャロット、にんにく、ライムの皮、レモンの皮、スモーク ドレッシング、オレガノ、クミンを小さなボウルに入れます。油をかき混ぜます。よく混ぜてペースト状にします。

3. 鶏肉をマリネするには、鶏肉から首と骨を取り除きます(他の用途を除く)。鶏胸肉を下にしてまな板の上に置きます。キッチンばさみを使用して、背骨の片側を首の端から縦に切ります。背骨の反対側で縦切開を繰り返します。背骨を取り外して廃棄します。鶏皮をひっくり返します。胸骨の間を押して胸骨を壊し、鶏肉が平らになるようにします.

4. 胸の片側の首から始めて、皮膚と肉の間で指をスライドさせ、太ももに向かって皮膚をほぐします。太もも周りの皮膚をほぐします。反対側で繰り返します。指を使って鶏肉を皮の下に広げます。

5. 鶏肉を胸肉を下にして、グリルの上のワイヤーラックに置きます。紙で包んだ 2 つのレンガまたは大きな鋳鉄製の鍋で重りを置きます。蓋をして30分焼きます。グリルの上で鶏の骨の面を下にして、レンガまたはフライパンで再び重さを量ります。蓋をして、さらに 30 分間、または鶏肉がピンク色でなくなるまで (太ももの筋肉で 175°F) グリルします。鶏肉をグリルから取り出します。10分間休ませます。（ガスグリルの場合、チキンを熱源から離してグリルに置きます。上記のようにグリルします）。

6. その間、大きなボウルにヒカマ、エシャロット、リンゴ、パクチーを入れて混ぜ合わせます。小さなボウルに、オレンジ ジュース、オイル、ハーブ ソースを入れてよく混ぜます。ヒカマの混合物を上に注ぎ、トスしてコーティングします。鶏肉を器に盛る。

ウォッカ、ニンジン、トマトソースのベイクドチキン

準備：15分茹で：15分 焼き：30分：4人前

ウォッカは多くの人が準備できますジャガイモ、トウモロコシ、ライ麦、小麦、大麦、ブドウなど、さまざまな食品。このソースを4人前に分けたとき、ウォッカはあまり含まれていませんが、ポテトまたはグレープウォッカを探してパレオフィリングにします.

オリーブオイル 大さじ3
骨なし鶏もも肉 4 枚またはジューシーな皮なし鶏肉
1 28オンス缶の無塩プラムトマト、水気を切る
細かく刻んだタマネギ ½ カップ
細かく刻んだにんじん 1/2カップ
にんにく 3片（みじん切り）
地中海ドレッシング 大さじ1（レシピ）
⅛ 小さじカイエンペッパー
新鮮なローズマリー 1枝
ウォッカ スプーン2杯
フレッシュバジル 大さじ1（お好みで）

1. オーブンを 375°F に予熱します。大きなフライパンに大さじ2杯の油を中強火で熱します。鶏肉を追加します。約12分間、またはきつね色になるまで調理し、均等に回します。鍋を予熱したオーブンに入れます。蓋をせずに20分間ローストします。

2. その間、ソース用にトマトをキッチンバサミで切る。中程度の鍋で、残りの大さじ1の油を中火で加熱します。玉ねぎ、にんじん、にんにくを加えます。頻繁にかき混ぜながら、3分または柔らかくなるまで調理します。

刻んだトマト、地中海調味料、パプリカ、ローズマリーの小枝を入れてかき混ぜます。中強火で沸騰させます。熱を下げる ときどきかき混ぜながら、蓋をせずに10分間調理します。ウォッカをかき混ぜます。もう1分調理します。ローズマリーの小枝を取り除いて捨てます。

3. フライドチキンにソースをかけます。パンをオーブンに戻します。蓋をして、さらに 10 分、または鶏肉が柔らかくなり、ピンク色 (175°F) でなくなるまでローストします。お好みでバジルを散らす。

プーレ・ロティとルタバガ・フリット

準備：調理時間40分：4人前で40分

サクサクのルタバガパンケーキが美味しいフライドチキンと添えられたジュースを添えて提供されますが、パレオケチャップと一緒にそのままでも美味しいです（参照）レシピ）またはパレオアイオリ（ガーリックマヨネーズ、レシピ）。

オリーブオイル 大さじ6
地中海ドレッシング 大さじ1（レシピ）
骨と皮のない鶏もも肉 4 枚 (合計約 1 ¼ ポンド)
鶏もも肉 皮付き 4枚（計1キロ）
辛口白ワイン 1カップ
鶏ガラスープ 1カップ（レシピ）または無塩チキンスープ
玉ねぎ 1 個（4 等分）
オリーブオイル
ルタバガス 1.5～2キロ
新鮮なチャイブのみじん切り 大さじ2
ブラックペッパー

1. オーブンを 400°F に予熱します。小さなボウルに、大さじ1杯のオリーブオイルと地中海ドレッシングを混ぜます。鶏肉をこする。大きな鍋に大さじ2杯の油を熱します。鶏肉を肉面を下にして加える。約5分間、またはきつね色になるまで、ふたをせずに焼きます。鍋を火から下ろします。鶏肉をひっくり返し、金色の面を上にします。ワイン、鶏がらスープ、玉ねぎを入れる。

2. パンをオーブンの中段に置きます。蓋をせずに10分間調理します。

3. その間、パンケーキ用に、大きな鍋にオリーブオイルを入れます。無視する ビーツの皮をむきます。鋭いナイフを使用して、ビーツを1/2インチのスライスに切ります。スライスを縦に1/2インチのストリップに切ります。大きなボウルに残りの大さじ3杯の油でルタバガのストリップを投げます. 用意した鍋にルタバガのストリップを単層に広げます。上段のオーブンに入れます。15分間焼きます。チップを裏返します。鶏肉をさらに10分間、またはピンク色 (175°F) でなくなるまで焼きます。鶏肉をオーブンから取り出します。フリッターを5〜10分間、または黄金色で柔らかくなるまで焼きます.

4. 鶏肉と玉ねぎを鍋から取り出し、汁をとっておく。鶏肉と玉ねぎに蓋をして保温。中火で沸騰させます。熱を下げる ふたをせずに、約5分長く、またはジュースがわずかに減るまで調理します。

5. じゃがいもにチャイブとコショウで味付けをします。鶏肉にグレービーソースとフライドポテトを添えます。

ニラのルタバガピューレを添えた3つのマッシュルームのコック・オ・ヴァン

準備：調理15分後：1時間15分後：4〜6人前

容器に砂が入っている場合乾燥キノコを浸した後、おそらくそうするでしょうが、細かいメッシュのふるいに入れた2倍の厚さのチーズクロスで液体を濾します.

1オンスの乾燥キノコまたはモレル
熱湯1カップ
鶏もも肉 2 〜 2.5 キロとロース、皮なし
ブラックペッパー
オリーブオイル 大さじ2
ネギ 中2本を縦半分に切り、洗ってから薄切りにする
ポートベローマッシュルーム 2個（スライス）
新鮮なヒラタケ 8 オンス (種を取ってスライスしたもの) または新鮮なキノコ (スライスしたもの)
無塩トマトペースト ¼カップ
すりおろした乾燥マジョラム 大さじ1
乾燥させて刻んだタイム 小さじ½
½カップ辛口赤ワイン
鶏がらスープ 6カップ（レシピ）または無塩チキンスープ
月桂樹の葉 2枚
皮をむいてみじん切りにしたビーツ 2〜2.5キロ
新鮮なチャイブのみじん切り 大さじ2
黒こしょう 小さじ½
みじん切りのフレッシュタイム（お好みで）

1. 小さめのボウルにキノコと熱湯を入れて混ぜます。15分間休ませます。きのこを取り除き、浸漬液を取ってお

きます。きのこをみじん切りにします。マッシュルームと浸漬液を脇に置きます。

2. 鶏肉に胡椒をする。蓋がしっかりと閉まる大きなフライパンで、オリーブオイル大さじ1を中強火で加熱します。鶏肉を熱した油で約15分間、軽く焦げ目がつくまで2回焼き、一度返します。鍋から鶏肉を取り出します。ニラ、ポルトベロ マッシュルーム、カキを入れてかき混ぜます。ときどきかき混ぜながら、4 ～ 5 分間、またはきのこが茶色くなり始めるまで調理します。トマトペースト、マジョラム、タイムを混ぜます。1分間調理してかき混ぜます。ワインを混ぜます。1分間調理してかき混ぜます。3カップのチキンボーンブロス、月桂樹の葉、½カップのきのこ浸漬液、みじん切りの水戻しきのこを混ぜ合わせます。鶏肉を鍋に戻します。沸騰させます。熱を下げる

3. その間にビーツと残りの 3 カップのストックを大きな鍋に入れます。必要に応じて、水を加えてビートを覆います。沸騰させます。熱を下げる 時々かき混ぜながら、25～30分間、またはベーグルが柔らかくなるまで、蓋をせずに焼きます。ビートを水気を切り、液体を取っておきます。ビーツを鍋に戻します。残りの大さじ 1 のオリーブ オイル、チャイブ、小さじ 1/2 のコショウを加えます。ポテトマッシャーを使用してルタバガの混合物をすりつぶし、必要な一貫性を得るために十分な液体を追加します.

4. 鶏肉の混合物から月桂樹の葉を取り除きます。捨てる ビーツのピューレの上に鶏肉とソースを添えます。お好みでフレッシュタイムをふりかける。

グレーズドピーチブランデー

準備：グリル30分：4人前40分

鶏の足は完璧ですカリカリのボウルと、レシピからのスパイシーなフライドポテトを添えた、スパイスをこすりつけたチュニジアの豚肩肉を添えて（レシピ）。ここでは、大根、マンゴー、ミントを添えたシャキッとしたキャベツ ボウルと一緒に表示されます(レシピ）。

ピーチブランデーグレーズ

オリーブオイル 大さじ1

玉ねぎのみじん切り½カップ

中くらいの新鮮な桃2個、半分に切り、皮をむき、みじん切りにする

ブランデー 大さじ2

1カップのバーベキューソース（レシピ)

鶏もも肉8枚(合計2～2½ポンド)、必要に応じて皮をむく

1. グレーズを作るために、オリーブオイルを中鍋に中火で熱します。タマネギを追加します。時々かき混ぜながら、約5分間または柔らかくなるまで調理します。桃を加える。ふたをして、ときどきかき混ぜながら、4～6分、または桃が柔らかくなるまで煮ます。ブランデーを追加します。時々かき混ぜながら、蓋をせずに2分間調理します。少しクールダウン。桃の混合物をブレンダーまたはフードプロセッサーに移します。ふたをして、滑らかになるまで泡立てるかブレンドします。バーベキューソースを添えて。ふたをして、滑らかになるまで泡立てるかブレンドします。ソースを鍋に戻します。弱火～中火で火が通るまで煮る。3/4カップのソースを小さなボウルに移して鶏肉をコーティングします。

2. 炭火焼きの場合は、滴る鍋の周りに中火の炭を置きます。鍋を中火にかけてみます。滴る鍋の上のワイヤーラックに鶏の足を置きます。ふたをして40〜50分間、または鶏肉がピンク色でなくなるまでグリルします（175°F）。調理の途中で一度裏返し、最後の5〜10分間、3/4カップのピーチブランデーグレーズでグリルします.（ガスグリルの場合は、グリルを予熱します。火を中火に下げます。間接調理の場合は火加減を調整します。ノンコンログリルに鶏もも肉を追加します。蓋をして、指示に従ってグリルします）。

チキンのチリマリネ マンゴーとメロンのサラダ添え

準備：冷却/マリネ: 40 分: 2 ～ 4 時間グリル: 50 分: 6 ～ 8 人前

アンチョチリは乾燥ポブラノー とてもフレッシュな味わいの、鮮やかで生き生きとしたピーマン。アンチョ唐辛子は、プラムやレーズンのヒントとほのかな苦味を伴う、わずかにフルーティーな風味を持っています。ニューメキシコ州のチリはかなり暑い場合があります。南西部の一部では、帯状にぶら下がっている暗赤色の唐辛子 (乾燥した唐辛子のカラフルな組み合わせ) があります。

鶏

乾燥ニューメキシコチリ 2個
干しあんこ 2個
熱湯1カップ
オリーブオイル 大さじ3
玉ねぎ大1個、皮をむき、厚めのスライスに切る
芯のあるローマトマト 4個
にんにくのみじん切り 大さじ1（6片）
挽いたクミン 大さじ2
乾燥オレガノ 小さじ1（みじん切り）
鶏もも肉 16枚

サラダ

さいの目に切ったマスクメロン 2カップ
ハニーキューブ 2カップ
スライスしたマンゴー 2カップ
¼カップのフレッシュレモンジュース
チリパウダー 小さじ1
クミン 小さじ½
生のコリアンダーのみじん切り¼カップ

1. 鶏肉は、干しニューメキシコペッパーとアンチョペッパーのヘタと種を取り除く。中火で大きなフライパンを加熱します。ピーマンをフライパンで1～2分、または香ばしく軽く焼き目がつくまで焼きます。ローストしたピーマンを小さなボウルに入れます。沸騰したお湯を鍋に加えます。少なくとも10分間、または使用するまで休ませます。

2. グリルを予熱します。フライパンにアルミホイルを並べます。紙に大さじ1のオリーブオイルを刷毛で塗ります。玉ねぎのスライスとトマトを鍋に入れます。火から約4インチ離して6～8分間、または柔らかく焦げ目がつくまで焼きます。唐辛子の水気を切り、水をとっておく。

3. マリネを作るには、チリ、タマネギ、トマト、ニンニク、クミン、オレガノをブレンダーまたはフードプロセッサーで混ぜます。ふたをして滑らかになるまで泡立てるかブレンドし、必要に応じて水を加えてピューレ状にします。

4. ジッパー付きの大きなビニール袋に鶏肉を入れ、浅い皿に入れます。袋の中の鶏肉にマリネを注ぎ、袋を裏返して均一にコーティングします。ときどき袋をひっくり返しながら、冷蔵庫で2～4時間マリネする。

5. サラダ用に、メロン、ハチミツ、マンゴー、レモン汁、大さじ2のオリーブ オイル、チリ パウダー、クミン、パクチーを大きなボウルに入れます。飼料に混ぜます。蓋をして冷蔵庫で1～4時間冷やします。

6. 炭火焼きの場合は、ドリップパンの周りに中炭を置きます。中火のフライパンで試してみてください。鶏肉の水気を切り、マリネをとっておく。鍋の上のワイヤーラックに鶏肉を置きます。鶏肉にマリネ液をたっぷり塗ります（余分なマリネ液は捨てます）。ふたをして50分間、または鶏肉がピンク色でなくなるまで（175°F）ローストし、途中で一度ひっくり返します。（ガスグリルの場合は、グリルを予熱します。中火に弱火にします。間接調理に設定します。指示に従って、グリルから鶏肉を取り出します。）鶏もも肉にサラダを添えます。

キュウリのライタを添えたタンドリーチキンレッグ

準備：20 分間マリネする: グリルで 2 ～ 24 時間: 25 分: 4 人前

ライタはカシューナッツで作られていますクリーム、レモン汁、ミント、コリアンダー、キュウリ。ピリッとスパイシーなチキンとは対照的な爽やかさを提供します。

鶏

玉ねぎ 1個

1 2 インチの新鮮なショウガ、皮をむいて 4 等分する

にんにく 4片

オリーブオイル 大さじ3

フレッシュレモン 大さじ2

挽いたクミン 大さじ1

ターメリック 大さじ1

下に小さじ½コショウ

小さじ1/2の挽いたシナモン

黒こしょう 小さじ½

小さじ¼のカイエンペッパー

鶏もも肉 8本

きゅうりのライタ

カシュークリーム 1カップ（<u>レシピ</u>）

フレッシュレモン 大さじ1

フレッシュミントのみじん切り 大さじ1

新鮮なコリアンダーのみじん切り 大さじ1

クミン 小さじ½

黒こしょう 小さじ⅛

きゅうり（中）1本、皮をむき、種を取り、さいの目に切る（1カップ）

レモンボウル

1. 玉ねぎ、しょうが、にんにく、オリーブ オイル、レモン汁、クミン、ターメリック、オール スパイス、シナモン、オール スパイス、オール スパイスをブレンダーまたはフード プロセッサーで混ぜます。ふたをして、滑らかになるまで泡立てるかブレンドします。

2. 包丁の先を使って、各スティックを 4 ～ 5 回突き刺します。ピンを大きなボウルに入れた大きな再封可能なビニール袋に入れます。タマネギの混合物を追加します。カバーする ときどき袋をひっくり返しながら、2～24 時間冷蔵します。

3. グリルを予熱します。マリネから鶏肉を取り出します。ペーパー タオルを使用して、串から余分なマリネを取り除きます。串を加熱していないフライパンか、アルミホイルを敷いた天板に並べます。15分間、熱源から6～8インチローストします。針を裏返します。約10分間、または鶏肉がピンク色（175°F）でなくなるまでグリルします.

4. ライタ用に、カシュー クリーム、レモン ジュース、ミント、コリアンダー、クミン、黒胡椒を中くらいのボウルに入れます。きゅうりをゆっくりかき混ぜます。

5. 鶏肉にライタとくし切りレモンを添えます。

根菜とアスパラガスと青リンゴのカレーチキンシチューとミントソース

準備：30分炊く：35分 休憩：5分で4人前

精製ココナッツオイルまたはオリーブオイル 大さじ2
2 ポンドの骨なし鶏の胸肉、必要に応じて皮をむく
玉ねぎのみじん切り 1カップ
生おろし生姜 大さじ2
にんにくのみじん切り 大さじ2
無塩カレー粉 大さじ2
みじん切りにした種なしハラペーニョ 大さじ2（ヒント）
鶏がらスープ 4カップ（レシピ）または無塩チキンスープ
中サイズのサツマイモ 2 個 (約 1 キロ)、皮をむき、みじん切りにする
中程度のビーツ 2 個 (約 6 オンス)、皮をむいてみじん切りにする
さいの目に切った種なしトマト 1 カップ
8 オンスのアスパラガス、トリミングして 1 インチ片にカット
1 13.5 オンス缶の天然ココナッツ ミルク (Nature's Way など)
新鮮なコリアンダーのみじん切り½カップ
アップルとミントのソース（参照レシピ、下）
ライムボウル

1. 6 クォートのダッチ オーブンでオイルを中強火で加熱します。熱した油で鶏肉を均一に焼き色がつくように 10 分間焼きます。鶏肉を皿に移します。無視する

2. 中火にかけます。玉ねぎ、しょうが、にんにく、カレー粉、ハラペーニョを鍋に入れる。5分間、またはタマネギが柔らかくなるまで調理してかき混ぜます。チキンボーンブロス、サツマイモ、ビーツ、トマトを混ぜます。鶏肉を鍋に戻し、鶏肉をできるだけ多くの液体に浸します。熱を中低に下げます。ふたをして30分、または鶏肉のピンク色がなくなり野菜が柔らかくなるまで煮る。アスパラガス、ココナッツミルク、コリアン

ダーを混ぜます。暑さから削除。5分間休ませます。必要に応じて、骨から鶏肉を切り取り、ボウルに均等に分配します。アップルソースとミントとレモンのくさびを飾ります。

ミントアップルソース：1/2カップの無糖ココナッツフレークをフードプロセッサーで細かく砕く。1カップの新鮮なコリアンダーの葉を加えて蒸します。新鮮なミントの葉1カップ; 1グラニー・スミスのリンゴ、芯を取り、みじん切りにする。みじん切りにした種なしハラペーニョ 大さじ2（ヒント); 新鮮なレモン汁大さじ1。細かく刻むまで混ぜます。

ラズベリー、ビーツ、ローストアーモンドのグリルチキンサラダ

準備：ロースト 30 分: 45 分マリネ: 15 分グリル: 8 分で 4 人前

ホールアーモンド 1/2カップ

オリーブオイル 大さじ1半

ミディアムビーツ 1個

ゴールデンビーツ（中）1個

2 6～8 オンスの骨と皮のない鶏の胸肉

解凍した生または冷凍のラズベリー 2 カップ

白ワインビネガーまたは赤ワインビネガー 大さじ3

新鮮なタラゴンのみじん切り 大さじ2

エシャロットのみじん切り 大さじ1

ディジョンマスタード 小さじ1（レシピ)

¼カップのオリーブオイル

ブラックペッパー

春のミックスサラダ 8カップ

1. アーモンドの場合、オーブンを 400°F に予熱します。天板にアーモンドを広げ、小さじ1/2のオリーブオイルをまぶします。約5分間、または香ばしくて黄金色になるまで調理します。冷ます。（アーモンドは2日前にローストし、気密容器に保管できます）.

2. ビートの場合は、各ビートをホイルの小片に置き、小さじ半分のオリーブ オイルで和えます。ビーツをラップで包み、天板または耐熱皿に並べます。ビーツを 400°F のオーブンで 40 ～ 50 分間、またはナイフで穴を開けて柔らかくなるまでローストします。オーブンから取り出し、十分に冷めるまで休ませる。包丁を使って皮をむきます。ビートルートをスライスして取っておきます。（ビーツが金色のビーツを汚さないように、ビーツを混ぜないでください。ビーツは1日前にロースト

して冷蔵することができます。サーブする前に室温に戻してください。）

3. 鶏むね肉は、鶏肉用に横半分に切る。2枚のラップの間にチキンを置きます。肉槌を使用して、厚さ 3/4 インチになるまで軽く叩きます。深皿に鶏肉を入れて放置。

4. ビネグレット用に、大きなボウルに 3/4 カップのラズベリーを入れ、ブレンダーで軽くピューレにします (残りのラズベリーはサラダ用に取っておきます)。酢、タラゴン、エシャロット、ディジョンマスタードを加えます。混ぜ合わせます。¼カップのオリーブオイルを加え、よくかき混ぜます。鶏肉に½カップのビネグレットを注ぎます。チキンをコーティングします（残りのビネグレットはサラダ用に取っておきます）。鶏肉を室温で15分間マリネします。マリネから鶏肉を取り出し、コショウをふりかけます。皿に残ったマリネを捨てます。

5. 炭火またはガスグリルの場合は、中火でグリルに鶏肉を直接置きます。蓋をして8～10分、または鶏肉がピンク色でなくなるまで焼き、途中で一度返します。（キッチンのグリルでチキンを調理することもできます）。

6. 大きなボウルにレタス、ビーツ、ラズベリー 1/4 カップを入れて混ぜる。予約したビネグレットをサラダに注ぎます。優しくトスしてコーティングします。サラダを 4 皿に分けます。それぞれに鶏の胸肉のグリルを添えます。トーストしたアーモンドを粗く刻み、上に散らします。すぐにサーブします。

ブロッコリーとラーベを詰めた鶏胸肉のトマトソースとシーザーサラダ

準備：調理時間40分：調理時間25分：6人前

オリーブオイル 大さじ3
にんにくのみじん切り 大さじ2
みじん切り赤唐辛子 小さじ¼
1ポンドのブロッコリーラーブ、トリミングしてみじん切り
スパイスなしのゴールデンレーズン 1/2カップ
水 ½カップ
4-6 オンスの骨なし鶏の胸肉
玉ねぎのみじん切り 1カップ
刻んだトマト 3カップ
¼カップのフレッシュバジル
赤ワインビネガー 大さじ2
新鮮なレモン汁 大さじ3
パレオマヨ 大さじ2（レシピ）
ディジョンマスタード 大さじ2（レシピ）
にんにくのみじん切り 大さじ1
黒こしょう 小さじ½
¼カップのオリーブオイル
刻んだロメインレタス 10カップ

1. 大きめのフライパンにオリーブオイル大さじ1を中強火で熱します。にんにくとみじん切りの唐辛子を加えます。30秒間、または香りが出るまで調理してかき混ぜます。刻んだビートグリーン、レーズン、½カップの水を加えます。ふたをして約8分間、またはブロッコリーのラーブがしおれて柔らかくなるまで調理します。鍋から蓋を外します。余分な水分を蒸発させせます。脇に置く

2. ロールを作るには、各鶏の胸肉を縦に半分に切ります。各ピースを2枚の粘着フィルムの間に置きます。肉軟化剤の柔らかい面を使用して、鶏肉を軽くたたき、1/4インチの厚さにします。ロールごとに、ブロッコリーラーブ混合物の約¼カップを短い方の端の1つに置きます。ロールアップし、側面を折りたたんでフィリングを完全に包み込みます。（ロールは前日に作って、調理する準備が整うまで冷ましておくことができます）.

3. 大きめのフライパンにオリーブオイル大さじ1を中強火で熱します。ロールを追加し、縫い合わせます。約8分間、またはすべての面がきつね色になるまで焼き、調理中に2～3回回転させます. ロールをサービングプレートに移します。

4. フライパンに残りのオリーブオイル大さじ1を中火で熱し、ソースを作る。タマネギを追加します。約5分間、または半透明になるまで調理します。トマトとバジルを混ぜます。ソースの上にロールパンを置きます。中強火で沸騰させます。熱を下げる ふたをして5分間、またはトマトがパチパチ音を立て始めるが形が崩れないようになるまで煮込み、ロールを再加熱します。

5. ドレッシングはレモン汁、パレオマヨネーズ、ディジョンマスタード、にんにく、黒胡椒を小さなボウルに入れてよく混ぜ合わせる。¼カップのオリーブオイルを注ぎ、乳化するまで泡立てます。大きめのボウルにドレッシングと刻んだレタスを混ぜ合わせます。サーブするには、ロメイン レタスを 6 皿に分けます。ロールを切り、ロメインレタスを上に置きます。ケチャップで味付け。

スパイシーな野菜と松の実のソースを添えたグリル チキン シャワルマ ロール

準備：マリネ20分: グリル30分: 10分 準備: 8パッケージ (4人前)

1 ½ ポンドの骨なし鶏の胸肉、2インチ片にカット
オリーブオイル 大さじ5
フレッシュレモン 大さじ2
挽いたクミン 大さじ1
にんにくのみじん切り 大さじ1
パプリカ小さじ1
カレー粉 小さじ½
小さじ1/2の挽いたシナモン
小さじ¼のカイエンペッパー
中サイズのズッキーニ 1本、半分に切る
1/2インチのスライスに切った小さなナス
黄ピーマン 大1個（半分に切って種を除く）
中程度の赤玉ねぎ 1個、4等分する
プチトマト 8個
バターレタス 8枚
トーストした松の実で味付けします（参照）レシピ)
レモンボウル

1.マリネを作るには、オリーブオイル大さじ3、レモン汁、クミン大さじ1、にんにく、パプリカ小さじ½、カレー粉、シナモン小さじ¼、カイエンペッパーを小さなボウルに入れます。鶏肉を大きなビニール袋に入れて浅い皿に入れます。鶏肉の上にマリネを注ぐ。シールバッグ; バッグをコートに変える。ときどき袋をひっくり返しながら、冷蔵庫で30分冷やす。

2.マリネから鶏肉を取り出します。マリネを注ぐ 鶏肉を4本の長い串に刺します。

3. お皿にズッキーニ、なす、ピーマン、玉ねぎを盛り付ける。オリーブオイル大さじ2で味付け。残りの小さじ3/4のクミン、残りの小さじ1/2のパプリカ、残りの小さじ1/4のシナモン。野菜を軽くこする。トマトを2本の串に刺します。

3. 炭またはガスグリルの場合は、チキンとトマトの串焼きと野菜を中火グリルに置きます。ふたをして、鶏肉のピンク色がなくなり、野菜が軽く焦げ目がついてカリカリになるまで、一度返します。チキンは10～12分、野菜は8～10分、トマトは4分待ちます。

4. 鶏肉を串から外す。鶏肉は細切りにし、ズッキーニ、なす、ピーマンは一口大に切る。トマトを串から外します（みじん切りにしないでください）。鶏肉と野菜をテーブルに並べます。提供するには、レタスの葉に鶏肉と野菜をトスします。トーストしたパインソースで味付けします。くし切りレモンを添えて。

鶏胸肉のマッシュルーム焼き、ガーリック カリフラワーのみじん切り、アスパラガスのロースト

最初から最後まで:50分前：4人前

4 10-12 オンスの骨なし鶏胸肉の半分、皮なし
小さな白いキノコ 3 カップ
薄切りネギまたは黄玉ねぎ 1カップ
鶏がらスープ 2カップ（レシピ）または無塩チキンスープ
辛口白ワイン 1カップ
フレッシュタイム 1束
ブラックペッパー
白ワインビネガー（お好みで）
カリフラワー 各1個、小房に分ける
にんにく 12片（皮をむく）
オリーブオイル 大さじ2
ホワイトペッパーまたはカイエン
1キロのアスパラガス、みじん切り
オリーブオイル 大さじ2

1. オーブンを 400°F に予熱します。鶏の胸肉を 3 クォートの長方形の鍋に並べます。マッシュルームとネギを飾ります。チキンボーンブロスとワインをチキンと野菜に注ぎます。タイムと黒胡椒をふりかける。皿をアルミホイルで覆います。

2. 35 ～ 40 分間、または鶏肉に挿入した温度計が 170º F になるまで焼きます。タイムの小枝を取り除いて捨てます。必要に応じて、提供する前にビネグレットソースをかけてください。

2. その間、大きな鍋で、カリフラワーとにんにくを沸騰したお湯で約 10 分、または非常に柔らかくなるまで煮ま

す。カリフラワーとにんにくの水気を切り、大さじ2杯の調理液を残しておきます。カリフラワーと取っておいた調理液をフードプロセッサーまたは大きめのボウルに入れます。滑らかになるまでブレンド*またはポテトマッシャーでつぶします。オリーブオイル大さじ2を混ぜ、白こしょうで味をととのえる。提供する準備が整うまで保温してください。

3. 天板にアスパラガスを単層で並べる。オリーブオイル大さじ2をまわしかけ、全体にからめる。黒胡椒をふりかける。400°F のオーブンで 8 分間、または一度かき混ぜながら、柔らかくカリカリになるまで焼きます。

4. マッシュしたカリフラワーを6枚の皿に分けます。チキン、マッシュルーム、ネギをのせます。少量の蒸し煮液で味付けします。ローストアスパラガスを添えて。

*注意: フードプロセッサーを使用する場合、処理しすぎるとカリフラワーが薄くなりすぎないように注意してください。

タイ風チキンスープ

準備：30分 冷凍：20分 調理：50分 4〜6人前

タマリンドは音楽的で酸味のある果物ですインド料理、タイ料理、メキシコ料理で使用されます。多くの市販のタマリンドペーストには砂糖が含まれています。そうでないものを必ず購入してください。カフィアライムの葉は、ほとんどのアジア市場で生鮮、冷凍、乾燥されたものを見つけることができます。見つからない場合は、このレシピの葉を大さじ 1 1/2 のレモン汁に置き換えます。

皮をむいたレモンの茎 2本

精製ココナッツオイル 大さじ2

½カップの薄切りにスライス

薄くスライスしたにんにく大3片

鶏ガラスープ8カップ（レシピ）または無塩チキンスープ

無糖タマリンドペースト（タミコンなど）¼カップ

海苔フレーク 大さじ2

種ごと薄くスライスした生のタイ唐辛子 3 個（ヒント)

カフィアライムの葉 3枚

生姜 1 片 3 インチ片、薄切り

4 6 オンスの骨と皮のない鶏胸肉の半分

14.5 オンス缶、無塩、水切りなし、さいの目に切ったトマト 1 個

6 オンスの細いアスパラガスの槍をトリミングし、斜めに 1/2 インチに切ります

みじん切りにしたタイバジルの葉 1/2カップ（ノート)

1. レモングラスを包丁の背で力を入れてつぶす。傷んだ茎を細かく刻む。

2. ココナッツオイルをダッチオーブンで中火にかけます。レモングラスとエシャロットを加えます。頻繁にかき混ぜながら、8〜10分間調理します。にんにくを加えま

す。2～3分間、または非常に香りが出るまで調理してかき混ぜます。

3. 鶏がらスープ、タマリンドペースト、海苔、唐辛子、ライムの葉、しょうがを加える。沸騰させます。熱を下げる 蓋をして40分煮る。

4. その間、鶏肉を 20 ～ 30 分間、または固まるまで冷凍します。鶏肉は薄切りにする。

5. 大きなスプーンの背を使って目の細かいこし器でスープをこし、味を引き出します。固形物を捨てる。沸騰させる。鶏肉、水切りしていないトマト、アスパラガス、バジルを入れてかき混ぜます。熱を減らします。2～3分、または鶏肉に火が通るまで、蓋をせずに調理します。すぐにサーブします。

鶏のから揚げ レモンとセージのエンダイブ添え

準備：焙煎15分：55分 休憩：5分：4人前

レモンスライスとセージの葉鶏肉の皮の下に置いて、肉が調理されている間に風味を加え、オーブンから出た後のくすんでパリッとした皮の下に独特のデザインを作成します.

骨付き鶏むね肉（皮付き） 4枚

薄切りレモン 1個

セージの葉 4枚

オリーブオイル 大さじ2

地中海ドレッシング大さじ2（レシピ)

黒こしょう 小さじ½

エキストラバージン オリーブ オイル 大さじ 2 杯

エシャロット 2 切れ

にんにく 2片（みじん切り）

4 頭、縦に割る

1. オーブンを400°Fに予熱します。果物ナイフを使用して、乳房の各半分の皮膚に非常にやさしく切り込みを入れ、片側に残します。各胸肉の上にレモンスライス2枚とセージの葉1枚を置きます。皮膚をそっと元の位置に引き戻し、穏やかな圧力を加えて、穏やかな圧力を確保します。

2. 浅いオーブンに鶏肉を入れます。大さじ2杯のオリーブオイルで鶏肉を磨きます。地中海ドレッシングと小さじ1/4のコショウで霧雨。約55分間、または皮が黄金色になり、鶏肉に挿入されたインスタント読み取り温度計が華氏170度になるまで、蓋をせずにローストします。鶏肉を10分休ませてからお召し上がりください。

3. その間、大きめのフライパンにオリーブオイル大さじ2を中火で熱します。エシャロットを追加します。約2分間、または半透明になるまで調理します。アンダイブに残りの小さじ1/4のコショウをふりかけます。にんにくを鍋に加えます。アンダイブを鍋に入れ、側面を下に切ります。約5分間、またはきつね色になるまで焼きます。エンダイブを慎重に回します。2〜3分以上、または柔らかくなるまで調理します。チキンを添えて。

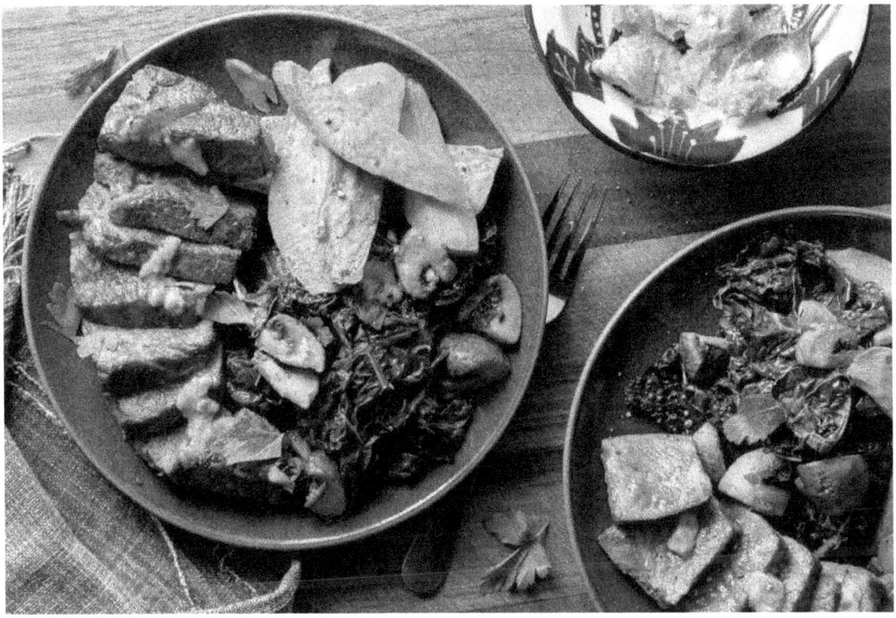

チキンとタマネギ、クレソン、ラディッシュ

準備：調理時間 20 分: 調理時間 8 分: 30 分: 4 人前

大根を調理するのは奇妙に思えるかもしれませんが、ここでは、コショウのかみ傷を甘くして少し柔らかくするのに十分なだけ、調理したてです。

オリーブオイル 大さじ3

4 10-12 オンスの骨付き鶏の胸肉 (皮付き)

ハーブとレモンのドレッシング 大さじ1（レシピ）

¾ カップ スライスしたエシャロット

大根6個、薄切り

黒コショウ 小さじ¼

辛口の白ベルモットまたは辛口の白ワイン 1/2 カップ

⅓カップのカシュークリーム（レシピ）

クレソン 1束 茎を切り落とし、粗みじん切りにする

刻んだディル 大さじ1

1. オーブンを 350°F に予熱します。大きめのフライパンにオリーブオイルを中火～強火で熱します。ペーパータオルで鶏肉を乾かします。鶏肉の皮を 4 ～ 5 分間、または皮が黄金色になりカリカリになるまで焼きます。鶏肉を裏返します。約4分間、またはきつね色になるまで調理します。浅い皿に鶏肉を皮を上にして並べます。鶏肉にレモンとハーブのドレッシングをかけます。約30分間、または鶏肉に挿入されたインスタント読み取り温度計が170°Fになるまで焼きます.

2. その間、大さじ1杯を除いてすべての鍋の滴りを追加します。鍋を火に戻します。エシャロットと大根を追加します。約3分間、またはエシャロットがしおれるまで調

理します。黒胡椒を投入。ベルモットを加えてかき混ぜ、金色のビットをキャッチします。沸騰させます。減って少しとろみがつくまで調理します。カシュークリームをかき混ぜます。沸騰させる 鍋を火から下ろします。クレソンとディルを加え、クレソンがしおれるまで軽くかき混ぜます。たまったチキンジュースを鍋に注ぎます。

3. エシャロットの混合物を 4 枚のプレートに分けます。他にチキン。

チキンティッカマサラ

準備：マリネ30分: 4～6時間 調理: 15分 グリル: 4人前で8分

これは人気のあるインド料理に触発されました多分それはインドで作られたのではなく、英国のインド料理店で作られたのでしょう. 伝統的なチキン ティッカ マサラは、チキンをヨーグルトでマリネし、クリームをまぶしたスパイシーなトマト ソースで調理します。ソースの味を鈍くする乳製品がないため、このバージョンは特にクリーンです. ご飯の代わりに、カリカリのズッキーニの麺にのせて食べます。

骨なし皮なし鶏もも肉 1 ½ ポンドまたは鶏胸肉の半分
3/4 カップの天然ココナッツ ミルク (Nature's Way など)
にんにく 6片（みじん切り）
生のすりおろした生姜 大さじ1
挽いたコリアンダー 大さじ1
パプリカ小さじ1
挽いたクミン 大さじ1
下に小さじ1/4のカルダモン
精製ココナッツオイル 大さじ4
にんじんのみじん切り 1カップ
セロリの薄切り 1枚
玉ねぎのみじん切り½カップ
ハラペーニョまたはセラーノペッパー 2 個、種を取り (必要に応じて)、細かく刻む (参照ヒント)
14.5 オンス缶、無塩、水切りなし、さいの目に切ったトマト 1 個
塩を加えていない8オンスのケチャップ1個
無塩ガラムマサラ 小さじ1
中ズッキーニ 3本
黒こしょう 小さじ½
新鮮なコリアンダーの葉

1. 鶏モモ肉の場合は、1本を3等分に切る。鶏胸肉の半分を使用する場合は、各胸肉を 2 インチの部分に切り、厚い部分を真ん中で水平に切り、薄くします。鶏肉を大きな再封可能なビニール袋に入れます。無視する マリネを作るには、ココナッツ ミルク 1/2 カップ、にんにく、しょうが、コリアンダー、パプリカ、クミン、カルダモンを小さなボウルに入れます。袋の中の鶏肉にマリネをかけます。袋を閉じてひっくり返して鶏肉にまぶします。バッグをミディアムボウルに入れます。ときどき袋をひっくり返しながら冷蔵庫で4～6時間マリネする。

2. グリルを予熱します。大きなフライパンで、大さじ2杯のココナッツオイルを中火で熱します。ニンジン、セロリ、タマネギを加えます。時々かき混ぜながら、野菜が柔らかくなるまで6～8分間調理します。ハラペーニョを追加します。調理して1分間再びかき混ぜます。水切りしていないトマトとトマトソースを加える。沸騰させます。熱を下げる 約5分間、またはソースが少しとろみがつくまで、ふたをせずに調理します。

3. 鶏肉の水気を切り、マリネを捨てる。加熱していない天板にチキンピースを単層で置きます。火から5～6インチ離して8～10分間、または鶏肉がピンク色でなくなるまで調理し、途中で一度ひっくり返します。調理済みの鶏肉と残りの 1/4 カップのココナッツ ミルクをフライド トマトの混合物に加えます。1～2分間、または完全に加熱されるまで調理します。暑さから削除; ガラムマサラを混ぜます。

4. ズッキーニの端を切る。ジュリエンヌカッターを使用して、ズッキーニを細長いストリップに切ります。残りの大さじ2杯のココナッツオイルを大きなフライパンで中強火で加熱します.ズッキーニのストリップと黒コショウを追加します。2〜3分間、またはズッキーニがカリカリになるまで調理して投げます.

5. サーブするには、ズッキーニを 4 つの皿に分けます。チキンミックスに加えて。コリアンダーの葉を飾ります。

ラス・エル・ハヌートのチキン料理

準備：調理時間 20 分: 40 分: 4 人前

RAS EL HANOUT は複雑ですモロッコのスパイスのエキゾチックなブレンド。このフレーズはアラビア語で「店主」を意味し、スパイスベンダーが最高のスパイスを特別にブレンドして提供していることを示しています. ラス エル ハヌートの具体的なレシピはありませんが、生姜、アニス、シナモン、ナツメグ、コショウの実、クローブ、カルダモン、ドライフラワー (ラベンダーやバラなど)、ニゲラ、メース、ガランガル、ターメリックを組み合わせて作ります。

挽いたクミン 大さじ1

すりおろしたショウガ 大さじ2

黒胡椒 小さじ1.5

挽いたシナモン 小さじ1.5

挽いたコリアンダー 大さじ1

パプリカ小さじ1

下に小さじ1コショウ

挽いた穀物 小さじ½

ナツメグ 小さじ¼

サフラン 小さじ1（お好みで）

精製ココナッツオイル 大さじ4

骨付き鶏もも肉 8本

1 8 オンス パッケージの新鮮なマッシュルーム、スライス

玉ねぎのみじん切り 1カップ

赤、黄、または緑のコショウのみじん切り 1 カップ (大 1 個)

4 種とみじん切りのローマトマト

にんにく 4片（みじん切り）

2 13.5 オンス缶の天然ココナッツ ミルク (Nature's Way など)

フレッシュレモン 大さじ3〜4

新鮮なコリアンダー 1/4 カップ、細かく刻む

1. ラスエル ハヌートの場合は、中型のすり鉢または小さなボウルに、クミン、生姜、黒コショウ、シナモン、コリアンダー、コショウ、コショウ、クローブ、ナツメグ、および必要に応じてサフランを混ぜ合わせます。すりこぎかスプーンでかき混ぜてよく混ぜます。脇に置く

2. 大きめのフライパンにココナッツオイル大さじ2を中火で熱します。鶏もも肉にスプーン一杯のラスエル ハヌートをふりかけます。鶏肉を鍋に加えます。5～6分間、またはきつね色になるまで調理し、調理の途中で一度返します。鶏肉を鍋から取り出します。保温する

3. 同じフライパンにココナッツオイル大さじ2を中火で熱します。きのこ、玉ねぎ、ピーマン、トマト、にんにくを加えます。約5分間、または野菜が柔らかくなるまで調理してかき混ぜます。ココナッツミルク、レモン汁、大さじ1杯のラス・エル・ハヌートを混ぜます。鶏肉を鍋に戻します。沸騰させます。熱を下げる ふたをして、約 30 分、または鶏肉が柔らかくなるまで焼きます (175°F)。

4. ボウルに鶏肉、野菜、サルサソースを盛り付ける。コリアンダーを飾ります。

注: 残った Ras el Hanout は密閉容器に最大 1 か月間保管してください。

スターフルーツのアドボチキンレッグとほうれん草のフライ添え

準備：マリネに 40 分: 調理に 4 ～ 8 時間: 45 分: 4 人前

必要に応じて乾燥させますペーパータオルでマリネから取り出した後、フライパンで焼き色をつけます。肉の上に残った液体を熱い油に加えます。

骨付き鶏もも肉 8 枚 (1 ½ ～ 2 キロ)、皮付き
リンゴ酢またはリンゴジュース 3/4カップ
¾カップのフレッシュオレンジジュース
水 ½カップ
玉ねぎのみじん切り¼カップ
生のコリアンダーのみじん切り¼カップ
にんにく 4片（みじん切り）
黒こしょう 小さじ½
オリーブオイル 大さじ1
1 スター フルーツ (カランボラ)、スライス
鶏ガラスープ 1カップ（レシピ）または無塩チキンスープ
9オンスの新鮮なほうれん草の葉2パック
新鮮なコリアンダーの葉 (オプション)

1. 鶏肉をステンレス鋼またはホーローのダッチオーブンに入れます。無視する 酢、オレンジジュース、水、玉ねぎ、みじん切りコリアンダー¼カップ、にんにく、コショウを中くらいのボウルに入れます。鶏肉にかける。蓋をして冷蔵庫で4～8時間漬け込みます。

2. 鶏肉の混合物をダッチ オーブンに入れ、中火から強火にかけます。熱を下げる ふたをして35～40分、または鶏肉がピンク色でなくなるまで（175°F）調理します。

3. 大きなフライパンに油を中火から強火で熱します。トングを使用して、ダッチオーブンから鶏肉を取り出し、そっと水切りに戻します。調理液の備蓄。鶏肉のすべての面を焼きます。多くの場合、均一に焼き色を付けます。

4.その間、ソースのために、調理液を漉します。ダッチオーブンに戻る。沸騰させる。約4分間調理して、少し濃くします。星を追加します。さらに1分間沸騰させます。チキンソースをダッチオーブンに戻します。暑さから削除; 保温するためのカバー。

5. なべをきれいにします。鍋に鶏ガラスープを入れる。中強火で沸騰させます。ほうれん草をかき混ぜます。熱を減らします。1～2分、またはほうれん草がしおれるまで、絶え間なくかき混ぜながら調理します。ほうれん草を皿にのせます。チキンとソースで。お好みでコリアンダーの葉を散らす。

チキンとポブラノキャベツのタコス チリマヨネーズ添え

準備：調理時間25分：4人前で40分

これらの厄介だがおいしいタコスを提供する食べるときにキャベツの葉から落ちる具をフォークで受け止めます。

オリーブオイル 大さじ1

ポブラノペッパー 2 個、種を取り (必要に応じて)、みじん切りにする (参照)ヒント)

玉ねぎのみじん切り½カップ

にんにく 3片（みじん切り）

無塩チリパウダー 大さじ1

挽いたクミン 大さじ2

黒こしょう 小さじ½

塩を加えていない8オンスのケチャップ1個

3/4カップのチキンボーンブロス（参照レシピ）または無塩チキンスープ

乾燥メキシカンオレガノ 大さじ1（みじん切り）

骨なし皮なし鶏もも肉 1 ½ ポンド

キャベツの中・大葉 10～12枚

チポトレ パレオ マヨ (参照レシピ)

1. オーブンを 350°F に予熱します。大きなフライパンで油を中火から強火で加熱します。ポブラノペッパー、タマネギ、ニンニクを加えます。2分間調理してかき混ぜます。チリパウダー、クミン、ブラックペッパーを混ぜます。再び1分間かき混ぜます（必要に応じて、スパイスが焦げるのを防ぐために火を弱めます）.

2. フライパンにトマトソース、鶏ガラスープ、オレガノを入れる。沸騰させる。トマトの混合物に鶏の足を慎重に入れます。鍋に蓋をします。約 40 分間、または鶏肉が柔らかくなるまで (175°F) 焼き、途中で鶏肉を裏返します。

3. 鍋から鶏肉を取り出します。少し冷やす。鶏肉はフォーク2本で細かく切る。細かく切った鶏肉を炒めたトマトの混合物に混ぜます。

4. サーブするには、鶏肉の混合物をスプーンでキャベツの葉に入れます。チポトレ パレオ マヨをトップに。

人参と白菜のチキンシチュー

準備：調理 15 分: 24 分 休憩: 2 分: 4 人前

ベビーボクチョイはとてもデリケートあっという間に焼き過ぎてしまいます。しおれたりねばねばしたりせずにパリッとした新鮮な味を保つために、サーブする前に、熱いふた付きの鍋で（火から）2分以内に蒸してください.

オリーブオイル 大さじ2

ねぎ 1本 みじん切り（白と薄緑の部分）

鶏がらスープ 4カップ（レシピ）または無塩チキンスープ

辛口白ワイン 1カップ

ディジョンマスタード 大さじ1（レシピ）

黒こしょう 小さじ½

フレッシュタイム 1枝

1 ¼ ポンドの皮と骨のない鶏もも肉を 1 インチに切る

8オンスの赤ちゃんにんじん、皮をむき、スライスして縦半分に切る、または横に切った中型にんじん2本

細かく刻んだレモンの皮 大さじ2（取っておく）

フレッシュレモン 大さじ1

ベビーボクチョイ 2頭

みじん切りにしたフレッシュタイム 小さじ½

1. 大きな鍋にオリーブオイル大さじ1を中火で熱します。ねぎを熱した油で3～4分、またはしんなりするまで炒める。チキンボーンブロス、ワイン、ディジョンマスタード、小さじ1/4のコショウ、タイムの小枝を加えます。沸騰させます。熱を下げる 10～12分間、または液体が3分の1に減るまで調理します。タイムの小枝を捨てます。

2. その間、ダッチオーブンで、残りの大さじ 1 のオリーブオイルを中強火で加熱します。鶏肉に小さじ1/4のコシ

ョウをふりかけます。ときどきかき混ぜながら、約3分間、またはきつね色になるまで、熱した油で調理します。必要に応じて脂肪を排出します。ブロスの混合物を慎重に鍋に加え、茶色のビットをすくい取ります。ニンジンを追加します。沸騰させます。熱を下げる ふたをせずに、8～10分間、またはにんじんが柔らかくなるまで調理します。レモン汁を加える。チンゲン菜は縦半分に切る。（チンゲン菜の頭が大きい場合は、4等分に切る。） チンゲンサイを鍋の鶏肉の上に置く。カバーして火から下ろします。2分間休ませます。

3. スープを浅いボウルに注ぎます。レモンの皮と刻んだタイムをふりかけます。

鶏肉のカシューナッツ炒めとピーマンのサラダ ペーパー添え

最初から最後まで:45分前：4～6人前

2種類のファイルがあります棚のココナッツ オイル: 精製されたエクストラ バージンまたは未精製。名前が示すように、エクストラ バージン ココナッツ オイルは、新鮮な生のココナッツを最初に圧搾したものです。中火から中火で調理する場合は、常に最良のオプションです。精製されたココナッツオイルは煙点が高いので、高温で調理する場合にのみ使用してください.

精製ココナッツオイル 大さじ1

1 1/2 から 2 ポンドの皮と骨のない鶏もも肉を細切りにする

赤、オレンジ、黄色のピーマン 3 個、茎、種を取り除き、薄くスライスする

赤玉ねぎ 1 本、縦半分に切り、薄切りにする

みじん切りにしたオレンジの皮 大さじ1（取っておく）

½カップのフレッシュオレンジジュース

生姜のみじん切り 大さじ1

にんにく 3片（みじん切り）

ローストして粗みじん切りにした無塩カシューナッツ 1 カップ（ヒント)

スライスしたグリーンエシャロット 1/2カップ (4)

バターまたはアイスバーグレタスの葉 8～10枚

1. 中華なべまたは大きめのフライパンにココナッツオイルを強火で熱します。鶏肉を追加します。2分間調理してかき混ぜます。ピーマンとタマネギを加えます。2～3分間、または野菜が柔らかくなり始めるまで、調理してかき混ぜます。中華なべから鶏肉と野菜を取り出します。保温する

2.中華なべをペーパータオルで拭きます。中華鍋にオレンジジュースを加えます。約3分間、またはジュースが沸

騰してわずかに減少するまで調理します. 生姜とにんにくを加える。1分間調理してかき混ぜます。鶏肉とコショウの混合物を中華鍋に戻します。オレンジの皮、カシューナッツ、エシャロットを混ぜます。サラダの葉をトスしてお召し上がりください。

ココナッツとレモングラスのベトナム風チキン

最初から最後まで:30分前：4人前

このあっさりココナッツカレー切り始めてから30分で食卓に並ぶので、週の半ばの夕食にぴったりです。

未精製のココナッツオイル 大さじ1
レモングラス 4本（軽い部分のみ)
1 3.2 オンス パッケージのヒラタケ、みじん切り
玉ねぎ 1 個、薄切り、リング状に半分に切る
新鮮なハラペーニョ 1 個、種を取り、細かく刻む (参照ヒント)
生姜 大さじ2（みじん切り）
にんにくのみじん切り 3片
1 1/2 ポンドの皮と骨のない鶏もも肉を薄くスライスし、細かく切ります
½ カップの天然ココナッツ ミルク (Nature's Way など)
½カップのチキンボーンブロス（レシピ）または無塩チキンスープ
無塩レッドカレーパウダー 大さじ1
黒こしょう 小さじ½
みじん切りにした新鮮なバジルの葉 1/2カップ
フレッシュレモン 大さじ2
無糖ココナッツフレーク（お好みで)

1. 大きめのフライパンにココナッツオイルを中火で熱します。レモングラスを加える。1分間調理してかき混ぜます。きのこ、玉ねぎ、ハラペーニョ、しょうが、にんにくを加えます。2分間、またはタマネギが少し柔らかくなるまで調理してかき混ぜます。鶏肉を追加します。約3分間、または鶏肉に火が通るまで調理します。

2. 小さなボウルにココナッツミルク、チキンボーンブロス、カレー粉、ブラックペッパーを入れて混ぜる。フライパンのチキンミックスに加えます。1分間、または液

体が少しとろみがつくまで調理します。暑さから削除;
フレッシュバジルとレモン汁を加える。必要に応じて
、ココナッツを振りかけます。

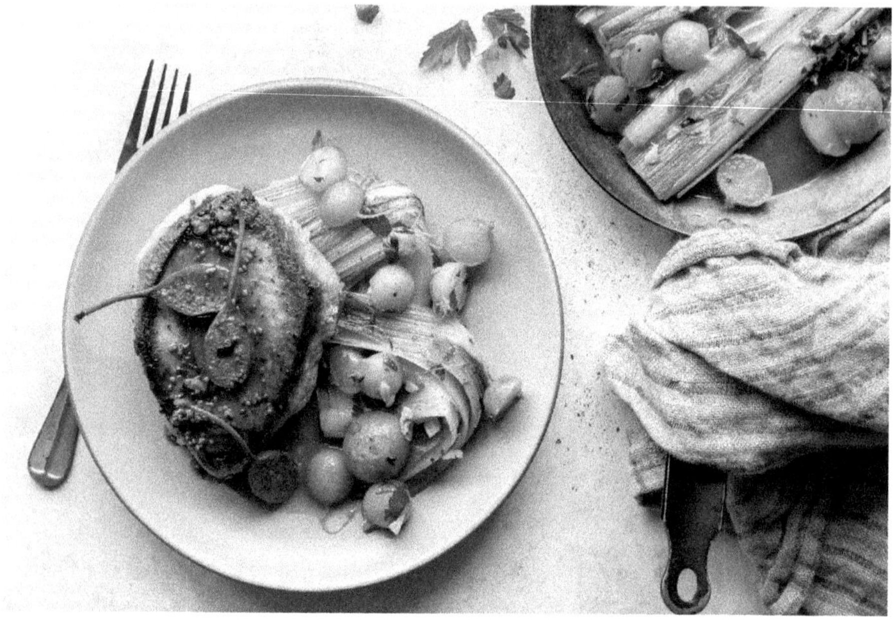

グリルチキンとアンダイブアップルのサラダ

準備：グリル30分：4人前12分

甘いりんごがお好きな方は、クリスピーハニーと一緒にどうぞ。酸っぱいリンゴが好きなら、グラニースミスを使うか、バランスをとるために2つの品種を混ぜてみてください。

ミディアム ハニークリスプまたはグラニースミス リンゴ3個
エキストラバージンオリーブオイル 大さじ4
細かく刻んだエシャロット 1/2 カップ
新鮮なパセリのみじん切り 大さじ2
鶏肉の調味料 大さじ1
エンダイブ 3～4頭、4頭目
鶏ひき肉または七面鳥の胸肉 1ポンド
ローストヘーゼルナッツのみじん切り ⅓カップ *
古典的なフランスのビネグレット 1/3 カップ (参照レシピ)

1. 半分に切って芯を取る。りんご1個の皮をむき、細かく刻む. 小さじ1杯のオリーブオイルを中火で熱する. 刻んだリンゴとエシャロットを加えます。柔らかくなるまで調理します。パセリと鶏肉の調味料を混ぜ合わせます。冷ます。

2. その間に残りのりんご2個は皮をむき、一口大に切る。りんごの切り口とエンダイブの切り口に残りのオリーブオイルを塗ります。大きなボウルに鶏肉と冷やしたリンゴの混合物を混ぜます。8つの部分に分けます。各部分を直径2インチのパティに形作ります。

3. 炭火またはガスグリルの場合は、中火のグリルに直接チキン ミートボールとリンゴ スライスを置きます。ふたをして、途中で一度ひっくり返して10分焼きます。アンダイブを追加し、側面を下に切ります。ふたをして2～4分間、またはエンダイブが軽く焦げ目がつくまでグリルします。

4. アンダイブは粗みじん切りにする。アンダイブを4枚のプレートに分けます。チキン ミートボール、リンゴのスライス、ヘーゼル ナッツとの相性も抜群です。古典的なフランスのビネグレットで味付けしてください。

* ヒント: ヘーゼル ナッツをトーストするには、オーブンを350°F に予熱します。浅いフライパンにナッツを一重に広げます。8～10分間、または軽くトーストするまで調理し、一度かき混ぜて均一にトーストします. くるみを少し冷ます。温かいクルミをきれいなキッチン タオルの上に置きます。タオルでこすって皮をむきます。

黒キャベツの細切り入りトスカーナ風チキンスープ

準備：15 分間調理: 20 分: 4 人前と 6 人前

スプーン一杯のペスト—バジルかルッコラをチョイス—無塩の鶏がらソースで作った風味豊かなスープに、いつもと違う風味をプラス。ケールリボンをできるだけ明るく栄養価の高い状態に保つには、しおれるまで調理します.

鶏ひき肉 1ポンド
無塩家禽調味料 大さじ2
細かく刻んだレモンの皮 小さじ1
オリーブオイル 大さじ1
玉ねぎのみじん切り 1カップ
にんじんのみじん切り½カップ
刻んだセロリ 1カップ
スライスしたにんにく 4片
鶏がらスープ 4カップ（レシピ）または無塩チキンスープ
14.5 オンスの無塩、水切りしていないロースト トマト 1 個
ラシナート キャベツ (トスカーナ産) 1 束、茎、短冊切り
フレッシュレモン 大さじ2
フレッシュタイムのみじん切り小さじ1
バジルまたはロケット ペスト (参照レシピ)

1. 中くらいのボウルに、鶏ひき肉、鶏肉の調味料、レモンの皮を入れて混ぜる。よく混ぜます。

2. ダッチオーブンでオリーブオイルを中火で熱します。鶏肉、玉ねぎ、にんじん、セロリの混合物を加えます。5～8分間、または鶏肉がピンク色でなくなるまで調理し、木製のスプーンでかき混ぜて肉を砕き、調理の最後の瞬間にニンニクのクローブを追加します. 鶏ガラスー

プとトマトを加える。沸騰させます。熱を下げる ふたをして15分間調理します。ケール、レモン汁、タイムを加える。約5分間、またはキャベツがしおれるまで、蓋をせずに調理します。

3. 器にスープを入れ、バジルやルッコラを添えて出来上がり。

鶏水

準備：調理時間 15 分: 冷ます時間 8 分: 20 分: 4 人前

人気のタイ料理のこのバージョンレタスの葉に添えられた鶏肉と野菜は、通常成分リストにある砂糖、塩、魚醤（ナトリウムが多い）を加えなくても、非常に軽くておいしい. にんにく、タイチリ、レモングラス、レモンの皮、ライムジュース、ミント、コリアンダーを忘れずに。

精製ココナッツオイル 大さじ1

鶏肉 2 キロ (赤身または胸肉 95%)

8オンスのシャンピニオンマッシュルーム、細かく刻んだ

細かく刻んだ赤玉ねぎ 1 カップ

種を取り、細かく刻んだタイ唐辛子 1 〜 2 本（ヒント)

にんにくのみじん切り 大さじ2

細かく刻んだレモングラス 大さじ2 *

クローブ 小さじ¼

黒コショウ 小さじ¼

細かく刻んだレモンの皮 大さじ1

½カップの新鮮なレモン

みじん切りにした新鮮なミントの葉 1/3 カップ

1/3 カップのぎゅっと詰めた、みじん切りにした新鮮なコリアンダー

アイスバーグレタス 各1枚、葉に切る

1. 大きめのフライパンにココナッツオイルを中火で熱します。鶏ひき肉、マッシュルーム、玉ねぎ、唐辛子、にんにく、レモングラス、クローブ、黒胡椒を加えます。8〜10分間、または鶏肉に火が通るまで調理し、木製のスプーンでかき混ぜながら肉をほぐします。必要に応じて排水します。鶏肉の混合物を非常に大きなボウルに移します。時々かき混ぜながら、約20分間、または室温よりわずかに温まるまで冷まします。

2. レモンの皮、レモン汁、ミント、コリアンダーを鶏肉の混合物に混ぜます。レタスの葉に添えます。

* ヒント: レモングラスを作るには、よく切れるナイフが必要です。茎の根元から木質の茎を切り取り、植物の上部にある丈夫な緑の葉を切り取ります。外側の 2 つの強力な層を取り除きます。レモングラスの長さは約 6 インチで、色は淡い黄白色である必要があります。ヘタを横半分に切り、さらに半分に切ります。茎の各 4 分の 1 を非常に細かく切ります。

四川風カシューソースのチキンバーガー

準備：30分 調理：5分 グリル：14分 4人前

加熱して作るラー油オリーブオイルは、刻んだ唐辛子と一緒に他の方法で使用することもできます. ローストする前に、新鮮な野菜を使用してソテーするか、ラー油をまぶします。

オリーブオイル 大さじ2
みじん切り赤唐辛子 小さじ¼
ローストした生カシューナッツ 2カップ（ヒント）
¼カップのオリーブオイル
刻んだズッキーニ ½カップ
細かく刻んだチャイブ 1/4 カップ
にんにく 2片（みじん切り）
細かく刻んだレモンの皮 大さじ2
すりおろした生姜 大さじ2
鶏ひき肉または七面鳥の胸肉 1ポンド

四川カシューソース

オリーブオイル 大さじ1
細かく刻んだエシャロット 大さじ2
生のすりおろした生姜 大さじ1
中華五香粉 小さじ1
フレッシュレモン 大さじ1
グリーンサラダの葉またはバター 4枚

1. チリオイルは、鍋にオリーブオイルと赤唐辛子のみじん切りを入れて混ぜ合わせます。弱火で5分加熱。暑さから削除; 冷まします

2.カシューバターの場合、カシューナッツと大さじ1のオリーブオイルをブレンダーに入れます。ふたをしてクリ

ーミーになるまでブレンドし、必要に応じて側面をこすり落とすのをやめ、一度に大さじ1杯のオリーブオイルを加えて、¼カップがすべて使用され、バターが非常に柔らかくなるまで。無視する

3. 大きなボウルにズッキーニ、チャイブ、にんにく、レモンの皮、しょうが大さじ 2 を混ぜます。ひき肉を追加します。よく混ぜます 鶏肉の混合物を厚さ1/2インチのミートボール4つに成形します。

4. 炭火またはガスグリルの場合は、油を塗ったグリルの上にケーキを直接置き、中火にかけます。蓋をして 14 ~ 16 分間、または完了 (165°F) になるまでグリルし、途中で一度ひっくり返します。

5. その間にソース用の小鍋にオリーブオイルを中火で熱します。エシャロットと生姜大さじ1を加える。中火で2分間、またはエシャロットが柔らかくなるまで調理します。1/2カップのカシューバター（残りのカシューバターは最大1週間冷蔵保存）、ペッパーオイル、レモン汁、ファイブスパイスパウダーを加える. さらに2分間調理します。暑さから削除。

6. レタスの葉の上にミートボールを盛り付けます。ソースで味付けします。

ターキーチキンラップ

準備：25分休憩：15分調理：8分ドリンク：4〜6人前

「バハラト」はアラビア語で「スパイス」を意味します。中東料理の用途の広いスパイスで、魚、鶏肉、肉にすり込むか、オリーブ オイルと混ぜて野菜のマリネとして使用します。シナモン、クミン、コリアンダー、クローブ、パプリカなどの暖かくて甘いスパイスの組み合わせが、特に香り高いものにしています。乾燥ミントを加えるのがトルコ風です。

熟していないドライアプリコット 1/3カップ
みじん切りドライイチジク 1/3カップ
未精製のココナッツオイル 大さじ1
鶏の胸肉 1 ½ ポンド
みじん切りネギ 3カップ（白と薄緑の部分のみ）（3本）
2/3 中程度の緑および/または赤ピーマン、薄切り
スパイス 大さじ2（参照）レシピ、下）
にんにく 2片（みじん切り）
種なしトマトのみじん切り 1カップ（中2個）
種なしきゅうりのみじん切り 1カップ（半分に切る）
トーストした無塩ピスタチオ 1/2 カップ（ヒント）
刻んだフレッシュミント ¼カップ
みじん切りの新鮮なパセリ 1/4 カップ
8 〜 12 枚の大きな葉またはビブ レタス

1. アプリコットとイチジクを小さなボウルに入れます。2/3カップの熱湯を加えます。15分間休ませます。1/2カップの液体を取っておきます。

2. 大きな鍋にココナッツオイルを中火で熱します。ひき肉を追加します。木のスプーンでかき混ぜながら3分間調理し、調理中に肉を砕きます。ネギ、ピーマン、バハラット スパイス、ニンニクを加えます。約3分間、また

は鶏肉が完全に調理され、コショウが柔らかくなるまで、調理してかき混ぜます. アプリコット、イチジク、リザーブ液、トマト、キュウリを加えます。2分間、またはトマトとキュウリが破裂し始めるまで、調理してかき混ぜます. ピスタチオ、ミント、パセリを混ぜます。

3. 鶏肉と野菜をサラダの葉にのせる。

スパイス調味料：小さなボウルに小さじ2杯の甘いパプリカを混ぜます。小さじ1杯の黒コショウ; 細かく刻んだドライミント大さじ2。大さじ2杯のクミン; 大さじ2杯のコリアンダー; 大さじ2杯のシナモン; 挽いた穀物大さじ2; 大さじ1杯のナツメグ; 下に小さじ1杯のカルダモン。密閉容器に入れて室温で保管してください。約半分のカップになります。

スペインのコーニッシュ鶏

準備：調理時間 10 分: ロースト時間 30 分: 調理時間 6 分: 2 ～ 3 人前

このレシピはこれ以上簡単ではありません- そして、結果は絶対に信じられないほどです. 燻製パプリカ、にんにく、レモンの風味がたっぷりの小鳥です。

冷凍の場合は解凍したコーニッシュ チキン 2 1 ½ ポンド

オリーブオイル 大さじ1

にんにく 6片（みじん切り）

スモークスイートパプリカ 小さじ2～3

小さじ1/4～1/2のカイエンペッパー（オプション）

レモン 2 個（4 等分）

新鮮なパセリのみじん切り 大さじ2（オプション）

1. オーブンを 375°F に予熱します。ゲーム鶏を四分の一にするには、キッチンばさみまたは鋭いナイフを使用して、狭い背骨の両側を切ります. 鳥をバタフライで開き、鶏肉を胸から半分に切ります。胸から太ももを分離する皮膚と肉を切り取って、後部を取り除きます。翼と胸はそのままにしておきます。コーニッシュ チキンの片面にオリーブ オイルを塗ります。にんにくのみじん切りをふりかけます。

2. 大きなグラタン皿に鶏肉を皮を上にして並べます。スモークパプリカとカイエンペッパーをふりかけます。鶏肉の上に4番目のレモンを絞ります。レモンの四分の一を鍋に加えます。鶏肉の皮を下にして鍋に入れます。蓋をして30分焼きます。オーブンからパンを取り出します。

3. グリルを予熱します。ピンでピースをひねります。オーブンラックを調整します。4～5インチのグリルで6～8

分間、皮がきつね色になり、鶏肉に火が通るまで焼きます（175°F）。パンジュースで味付けします。お好みでパセリを散らす。

コーニッシュチキンとピスタチオとルッコラ、アプリコットとフェンネルのサラダ

準備：30分 冷やす：2～12時間 焙煎：50分 休ませる：10分 8人分

ピスタチオペストパセリ、タイム、ニンニク、オレンジの皮、オレンジ ジュース、オリーブ オイルを各鳥の皮の下に詰めてマリネします。

4 コーニッシュ ゲーム鶏 20 ～ 24 オンス
生のピスタチオ 3カップ
新鮮なイタリアンパセリ（平らな葉）のみじん切り 大さじ2
刻んだタイム 大さじ1
にんにく大1かけ（みじん切り）
細かく刻んだオレンジの皮 大さじ2
フレッシュオレンジジュース 大さじ2
¾カップのオリーブオイル
玉ねぎ 2 個、薄切り
½カップのフレッシュオレンジジュース
フレッシュレモン 大さじ2
小さじ1/4の挽きたての黒コショウ
乾燥マスタード 小さじ¼
ルッコラの 5 オンス パッケージ 2 個
薄くスライスした大きなフェンネルの球根 1 個
刻んだフェンネルの葉 大さじ2
アプリコット 4 個、薄切りにする

1. コーニッシュ ゲーム鶏の空洞をきれいにします。脚を綿100%のキッチン用麻ひもで結びます。翼を体の下にスライドさせます。無視する

2. ピスタチオ、パセリ、タイム、にんにく、オレンジの皮、オレンジ ジュースをフード プロセッサーまたはブレンダーで混ぜます。ざっくりとした生地になるまで混ぜます。プロセッサが作動している状態で、ゆっくりと安定したストリームで¼カップのオリーブオイルを追加します.

3. 鶏むね肉の皮を指でほぐし、ポケットを作る。クラストの下にピスタチオ混合物の4分の1を均等に広げます。残りのチキンとピスタチオの混合物で繰り返します.スライスした玉ねぎを鍋の底に広げます。玉ねぎの上に鶏肉を胸を上にして置きます。ふたをして、2〜12時間冷蔵します。

4. オーブンを 425°F に予熱します。鶏肉を 30 〜 35 分間、または太ももの筋肉に挿入した瞬間読み取り温度計が 175°F になるまでローストします。

5. その間、調味料として、オレンジ ジュース、レモン ジュース、コショウ、マスタードを小さなボウルに入れます。よく混ぜます。残りの 1/2 カップのオリーブ オイルをゆっくりと安定した流れで加え、絶えず泡立てます。

6. サラダ用に、ルッコラ、フェンネル、フェンネルの葉、アプリコットを大きなボウルに入れます。スパイスで軽く味付けします。よくキャスト 他の目的のために追加のドレッシングを予約します。

7.オーブンから鶏肉を取り出します。シートでゆるく伸ばして10分休ませます。サーブするには、サラダを 8 皿に均等に分けます。ニワトリを縦半分に切る。チキン

の半分をサラダの上に置きます。すぐにサーブします
。

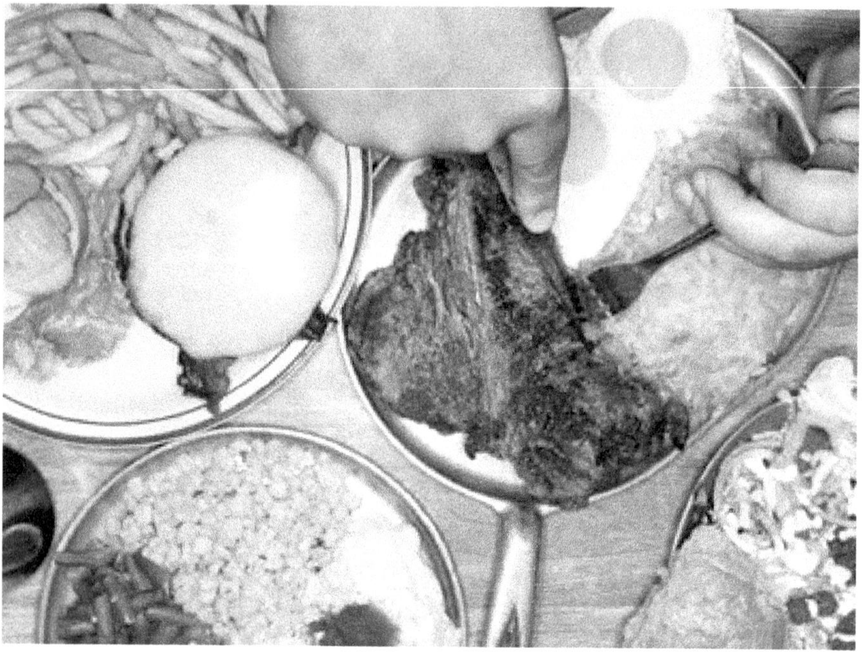

七面鳥のロースト にんにくの根のピューレ添え

準備：1時間 ロースト: 2時間45分 休憩: 15分 作ります: 12〜14人前

七面鳥と一緒に探してください生理食塩水は注射されていません。ラベルに「ブースト」または「セルフフロー」と表示されている場合は、おそらくナトリウムやその他の添加物でいっぱいです.

七面鳥 1 羽 12 〜 14 キロ
地中海ドレッシング大さじ2（レシピ）
¼カップのオリーブオイル
皮をむいてスライスし、半分または四分の一に切った中型ニンジン 3 ポンド
1 レシピ にんにくの根のピューレ（参照）レシピ、下）

1. オーブンを 425°F に予熱します。七面鳥から首を取り除きます。必要に応じて、他の用途に申請してください。胸の端からそっと皮をむきます。ブリスケットの皮の下とステーキの上に指を滑らせてポケットを作ります。皮膚の下に大さじ1杯の地中海のストックをスプーンで入れます。指を使って胸とチョップ全体に均等に広げます。首の皮膚を引き戻します。串で結ぶ。スティックの端を革のストラップの下に通してテールに通します。革ひもがない場合は、ガラガラを綿 100% の台所用麻ひもで尻尾に結びます。背中の下で翼端を回します。

2. 七面鳥を胸を上にして、非常に広いローストパンのワイヤーラックに置きます。七面鳥を大さじ2杯の油で磨きます。残りの地中海ドレッシングで七面鳥をトスします. 内腿の筋肉の中心に肉用温度計を挿入します。温度

計は骨に触れてはいけません。七面鳥をアルミホイルで覆います。

3. 30分ローストする。オーブンの温度を華氏 325 度に下げます。1時間半ローストします。大きなボウルに、にんじんと残りの大さじ2杯の油を混ぜます。皮膚に投げるにんじんを大きな天板に広げます。七面鳥からホイルを取り除き、ピンの間の革のストラップまたは紐を切ります. にんじんと七面鳥肉をさらに 45 分から 1/4 時間、またはインスタント読み取り温度計が 175°F になるまでローストします。

4. 七面鳥をオーブンから取り出します。カバー; 彫刻する前に 15 ～ 20 分間放置します。七面鳥ににんじんとにんにくのピューレを添えます。

にんにくの根のピューレ：3～3.5ポンドのルタバガと1.5～2ポンドのセロリの根を切り、皮をむく。2インチに切る。6クォートの鍋で、ビーツとセロリの根を十分な熱湯で25～30分間、または非常に柔らかくなるまで調理します. 一方、鍋にエクストラバージン オリーブ オイル大さじ 3 とみじん切りにしたにんにく 6 ～ 8 片を入れます。弱火で5～10分間、またはにんにくの香りがきつね色にならない程度になるまで煮ます。3/4カップのチキンボーンブロスを慎重に加えます（レシピ）または無塩チキンスープ。沸騰させます。暑さから削除。野菜の水気を切り、ボウルに戻す。野菜をポテトマッシャーでつぶすか、電動ミキサーで弱火でピューレ状にします。小さじ1/2の黒胡椒を加える。野菜が混ざってほぼ滑らかになるまで、ブロスを徐々にピューレにするかかき混ぜます。必要に応じて、チキンボーンブロス 1/4 カップを加えて、お好みの濃度にします。

ペストとルッコラのサラダを詰めた七面鳥の胸肉

準備：30分ロースト：1時間30分休憩：20分：6人前

これは白身の肉が好きな人向けですそこに：天日干しトマト、バジル、地中海のハーブを詰めたサクサクの七面鳥の胸肉。残り物は素晴らしいランチになります。

熟していない天日干しトマト 1 カップ (オイル漬けではない)

皮付きの骨なし七面鳥の胸肉 1/2 4 ポンド

地中海ドレッシング大さじ3（レシピ)

新鮮なバジルの葉 1カップ

オリーブオイル 大さじ1

8オンスのベビーロケット

大きなトマト 3 個、半分に切ってスライス

¼カップのオリーブオイル

赤ワインビネガー 大さじ2

ブラックペッパー

1 1/2カップのバジルペスト（レシピ)

1. オーブンを 375°F に予熱します。小さめのボウルに、天日干しトマトがかぶるくらいの熱湯を注ぎます。5分間休ませます。洗って細かく刻む。

2. 大きな羊皮紙の上に七面鳥の胸肉を皮を下にして置きます。七面鳥の上に別の粘着フィルムを置きます。肉槌の滑らかな面を使用して、ブリスケットを均等に分布するまで、厚さ 3/4 インチになるまで軽くたたきます。ラップを捨てます。肉の上に大さじ1½の地中海ドレッシングをかけます。トマトとバジルの葉で仕上げます。七面鳥の胸肉を慎重に包み、皮が外側になるようにします。綿100%の台所用麻ひもを使って、ステーキ

を4〜6か所で結び、固定します。大さじ1のオリーブオイルで磨きます。残りの小さじ 1/2 の地中海調味料をステーキにふりかけます。

3. 浅いフライパンのトレイにステーキを皮を上にして置きます。1.5時間ローストします。または、中央近くに挿入されたインスタント読み取り温度計が165°Fを読み取り、肌が黄金色でパリパリになるまで。七面鳥をオーブンから取り出します。ホイルでゆるく覆います。スライスする前に20分間休ませてください。

4. ルッコラサラダの場合は、ルッコラ、トマト、オリーブオイル 1/4 カップ、酢、コショウを大きなボウルに入れ、味を調えます。チョップから弦を取り除きます。七面鳥を薄切りにします。ルッコラとバジルペストを添えて。

七面鳥の胸肉 桜のバーベキューソース添え

準備：吸うのに15分：休むのに1時間15分：45分：6～8人分

これは素晴らしいレシピですパティオグリルでハンバーガー以外の何かが欲しいときは、群衆にサービスを提供してください。カリカリのブロッコリーサラダなどのカリカリのサラダを添えてレシピ）または芽キャベツのサラダ（参照）レシピ）。

骨なし七面鳥の胸肉1枚4～5ポンド
スモークスパイス 大さじ3（レシピ）
フレッシュレモン 大さじ2
オリーブオイル 大さじ3
ソーヴィニヨン・ブランなどの辛口白ワイン1杯
生または冷凍の無糖ビングチェリー1カップ、皮をむいて細かく刻む
水1/3カップ
1カップのバーベキューソース（レシピ）

1. 七面鳥の胸肉を室温で30分間放置します。オーブンを325°Fに予熱します。七面鳥の胸肉を皮を上にして、天板のワイヤーラックに置きます。

2. 小さめのボウルにスモークドレッシング、レモン汁、オリーブオイルを混ぜてペースト状にする。肉から皮を取り除きます。皮の下の生地の半分を肉の上に慎重に広げます。残りは肌にまんべんなく伸ばします。ワインを鍋の底に注ぎます。

3. 1¼ - 1 1/2 時間ローストします。または、皮がきつね色になり、ステーキの中央に（骨に触れずに）挿入されたインスタント読み取り温度計が170°Fを読み取り、調

理時間の途中で鍋を回転させるまで. 成形する前に15～30分休ませます。

4. 一方、チェリー BBQ ソースの場合は、中型の鍋にチェリーと水を入れます。沸騰させます。熱を下げる ふたをせずに5分間調理します。バーベキューソースをかき混ぜます。5分間調理します。七面鳥と一緒に温かいまたは室温でお召し上がりください.

ワインで揚げた七面鳥の切り身

準備：調理時間 30 分: 35 分: 4 人前

七面鳥の丸焼きをフライパンで焼くワインブレンドでは、みじん切りローマトマト、チキンブロス、新鮮なハーブ、みじん切り唐辛子が多くの風味を与えます. このキャセロールのような料理を浅いボウルに入れ、大きなスプーンで一口ごとに風味豊かなスープを出してください。

2 8～12 オンスの七面鳥の切り身、1 インチ片にカット
無塩家禽調味料 大さじ2
オリーブオイル 大さじ2
にんにく 6かけ（みじん切り）（大さじ1）
玉ねぎのみじん切り 1カップ
セロリのみじん切り½カップ
種を取ってみじん切りにしたローマトマト 6 個（約 3 カップ）
ソーヴィニヨン・ブランなどの辛口白ワイン½カップ
½カップのチキンボーンブロス（レシピ）または無塩チキンスープ
細かく刻んだ新鮮なローズマリー 小さじ½
みじん切り赤唐辛子 小さじ1/4半
みじん切りにした新鮮なバジルの葉 1/2 カップ
生パセリのみじん切り½カップ

1. 大きめのボウルに七面鳥肉を入れ、鶏肉のソースをからめます。大きな焦げ付き防止フライパンで中火でオリーブオイル大さじ1を加熱します。七面鳥を、すべての面がきつね色になるまで、熱い油でバッチで調理します。（七面鳥は加熱しないでください。）皿に移して加熱します。

2. 残りの大さじ 1 のオリーブ オイルをフライパンに追加します。熱を中程度に上げます。にんにくを加えます。1 分間調理してかき混ぜます。タマネギとセロリを加え

ます。5分間調理してかき混ぜます。七面鳥とパンのジュース、トマト、ワイン、鶏ガラスープ、ローズマリー、刻んだ赤唐辛子を加えます。熱を中低に下げます。時々かき混ぜながら、蓋をして20分間調理します。バジルとパセリを添えて。ふたをして、さらに5分間、または七面鳥がピンク色でなくなるまで調理します.

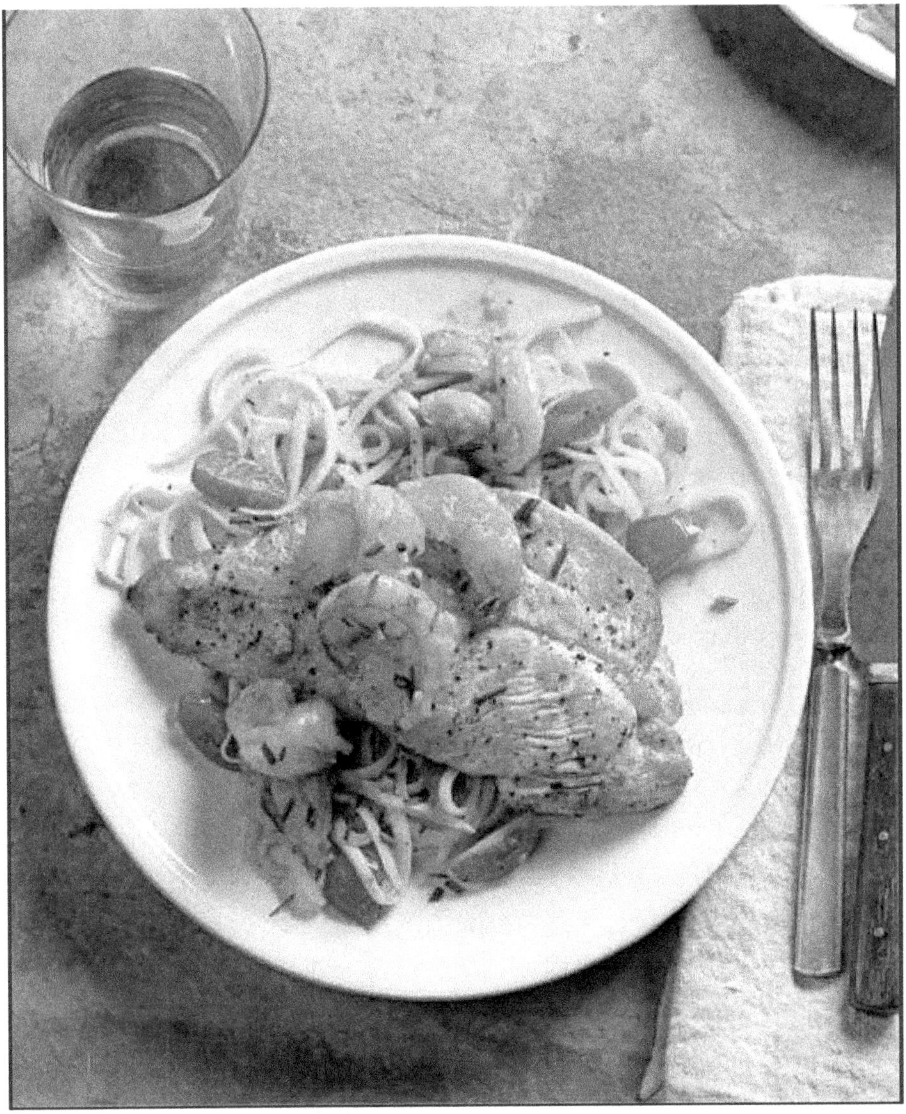

七面鳥の胸肉フライ ニラ海老ソース添え

準備：調理時間 30 分: 調理時間 15 分: 4 人前画像

七面鳥のスライスを半分に切るできるだけ均等に水平に、肉を切るときに一定の圧力を加えながら、それぞれを手のひらに押し込みます。

- ¼カップのオリーブオイル
- 七面鳥の胸肉 2 枚（8～12 オンス）、水平に半分に切る
- 小さじ1/4の挽きたての黒コショウ
- オリーブオイル 大さじ3
- にんにく 4片（みじん切り）
- 8オンスの中型エビの皮をむき、きれいにし、尾を取り除き、縦に半分にします
- ¼カップ辛口白ワイン、鶏ガラスープ（参照）レシピ）または無塩チキンスープ
- 新鮮なチャイブのみじん切り 大さじ2
- 細かく刻んだレモンの皮 小さじ½
- フレッシュレモン 大さじ1
- かぼちゃとトマトの麺（参照）レシピ、以下) (オプション)

1. 大きめのフライパンにオリーブオイル大さじ1を中強火で熱します。七面鳥を鍋に加えます。コショウをふりかけます。熱を中程度に下げます。12 ～ 15 分間、またはソースがピンク色で半透明 (165°F) になるまで調理し、途中で一度ひっくり返します。七面鳥の丸焼きを鍋から取り出します。ホイルで覆い、保温します。

2. 同じフライパンに油大さじ3を中火で熱し、ソースを作る。にんにくを加えます。30秒間調理します。エビをかき混ぜます。1分間調理してかき混ぜます。ワイン、チャイブ、レモンの皮を混ぜます。1分以上、またはエビ

が不透明になるまで調理してかき混ぜます。暑さから削除; レモン汁を加える。サーブするには、七面鳥の丸焼きにソースを注ぎます。必要に応じて、スカッシュヌードルとトマトを添えてください。

ズッキーニとトマトのタリアテッレ: 千切りマンドリンまたはジャガイモの皮むき器を使用して、黄色のズッキーニ 2 本を千切りにします。大きなフライパンで、エクストラバージン オリーブ オイル大さじ 1 を中火から強火にかけます。カボチャのストリップを追加します。2 分間調理します。1/4カップのチェリートマトと小さじ 1/4の黒コショウを加えます。さらに2分間、またはスカッシュがカリカリで柔らかくなるまで調理します。

七面鳥の脚と根菜

準備：調理時間30分：1時間45分 調理時間：4人前

これはその料理の一つですオーブンが燃えている間に散歩する時間がある涼しい秋の夜に何をしたいですか。エクササイズで食欲がそそられない場合でも、ドアを歩いていると素晴らしい香りがします。

オリーブオイル 大さじ3
七面鳥の足 4 本 20 〜 24 オンス
小さじ½ 挽きたての黒コショウ
にんにく 6片（皮をむいてみじん切り）
砕いたフェンネルシード 大さじ1と1/2
小さじ1杯のコショウ全体*
チキンボーンブロス 1½カップ（参照）レシピ）または無塩チキンスープ
新鮮なローズマリー 2枝
フレッシュタイム 2枝
ローリエ 1枚
玉ねぎ大2個は皮をむき、8等分に切る
皮をむいて1インチのスライスに切る大きなニンジン6個
大ビーツ 2 個、皮をむいて 1 インチの立方体に切る
中程度のパースニップ 2 個、皮をむき、1 インチのスライスに切る**
セロリの根 1本、皮をむき、1インチの小片に切る

1. オーブンを華氏 350 度に予熱します。大きめのフライパンにオリーブオイルを中火〜強火でカリッとするまで熱します。七面鳥の足を2本追加します。約8分間、またはもも肉がきつね色になり、すべての面がカリカリになるまで調理し、均等に回転させます. 七面鳥の脚をプレートに移します。他の2つの七面鳥の足で繰り返します. 脇に置く

2. コショウ、にんにく、フェンネル シード、ハーブを鍋に加えます。中火で1〜2分、または香りが出るまでかき混ぜます。チキンボーンブロス、ローズマリー、タイム、ローリエを入れてかき混ぜます。鍋の底から金色のビットを取り除くためにかき混ぜながら、沸騰させます。鍋を火から下ろし、脇に置きます。

3. しっかり蓋をした大きなダッチオーブンで、タマネギ、ニンジン、ビーツ、パースニップ、セロリを混ぜ合わせます。鍋の液体を追加します。皮膚に投げる 七面鳥の脚を野菜の混合物に押し込みます。ふたで閉じます。

4. 約 1 時間 45 分、または野菜が柔らかくなり、七面鳥肉に火が通るまで調理します。大きな浅いボウルに七面鳥の脚と野菜を盛り付けます。パンジュースを上から注ぎます。

* ヒント: ハーブとフェンネルの種を砕くには、種をまな板に置きます。包丁の平らな面を使って種を軽く押しつぶします。

** ヒント: ちびのてっぺんから大きな部分を切り落とします。

トマトソースとロースト キャベツの ターキー ハーブ パイ

準備：調理時間 15 分: 調理時間 30 分: 1 時間 10 分 休憩: 5 分: 4 人前

間違いなく古典的なケチャップ入りミートローフパレオメニューのケチャップの場合（参照レシピ）砂糖と塩を加えていません。ここでは、トマトソースにキャラメリゼしたタマネギを混ぜ、調理前に肉スープの上に重ねます。

七面鳥のひき肉 1 ½ ポンド

卵2個、軽く溶きます

½カップのアーモンド粉

みじん切りにした新鮮なパセリ 1/3 カップ

薄切り 1/4カップ (2)

みじん切りにした新鮮なセージ 大さじ1、または乾燥させて砕いたセージ 大さじ1

みじん切りにした新鮮なタイム 大さじ1、または乾燥させてみじん切りにしたタイム 大さじ1

黒コショウ 小さじ¼

オリーブオイル 大さじ2

玉ねぎ 2 個、半分に切って薄切りにする

パレオケチャップ 1カップ（レシピ)

キャベツ小1個は半分に切り、ねじって8等分のくし形に切る

みじん切り赤唐辛子 小さじ1/2～1

1. オーブンを 350°F に予熱します。大きな天板に羊皮紙を並べます。無視する 大きなボウルに七面鳥のひき肉、卵、アーモンド粉、パセリ、エシャロット、セージ、タイム、黒胡椒を混ぜます。準備したグラタン皿で、七面鳥の混合物を 8 x 4 インチのパンに成形します。30 分間焼きます。

2. 一方、カラメルトマトソース用に、大さじ 1 のオリーブオイルを大きなフライパンに中火で熱します。タマネギを追加します。頻繁にかき混ぜながら、約5分間、または玉ねぎが茶色くなり始めるまで調理します。熱を中低に下げます。時々かき混ぜながら、約25分間、または黄金色になり非常に柔らかくなるまで調理します。暑さから削除; パレオケチャップを混ぜます。

3. 七面鳥のパンの上にキャラメリゼしたケチャップをまぶします。パンの周りにキャベツを並べます。残りの大さじ1杯のオリーブオイルでキャベツを味付けします。刻んだ唐辛子をふりかけます。約40分間、またはパンの中央に挿入されたインスタント読み取り温度計が165°Fを示すまで焼き、追加のカラメルトマトソースを飾り、20分後にキャベツスライスを裏返します. 七面鳥のパンをスライスする前に5〜10分間寝かせます.

4. 七面鳥のパティにコールスローと残りのカラメルケチャップを添えてサーブします。

ターキー ポソレ

準備：ローストに20分: 調理に8分: 16分: 4人前

この温かいメキシカン風スープに追加それらは関節以上のものです。コリアンダーが独特の風味を加え、アボカドがクリーミーさを加え、トーストした金の金色のナゲットが甘い歯ごたえを与えます。

フレッシュトマト8個

七面鳥のひき肉1¼～1½ポンド

赤ピーマン1個、種を取り、細切りにする

みじん切り玉ねぎ1/2カップ（中1本）

にんにく6かけ（みじん切り）（大さじ1）

メキシカンシーズニング 大さじ1（レシピ）

鶏がらスープ2カップ（レシピ）または無塩チキンスープ

14.5 オンスの無塩、水切りしていないロースト トマト1個

ハラペーニョまたはセラーノペッパー1個、種を取り、みじん切りにするヒント)

中サイズのアボカド1個、半分に切り、皮をむき、種を取り、薄くスライスする

無塩ローストナゲット1/4 カップヒント)

生のコリアンダーのみじん切り¼カップ

ライムボウル

1. グリルを予熱します。トマトは皮をむいて捨てる。トマトは洗って半分に切る。トマティロの半分を加熱していないグリルパンに置きます。4～5インチのグリルで8～10分間、または軽く焦げ目がつくまで焼き、途中で一度ひっくり返します。ワイヤーラックの鍋で少し冷まします。

2. その間、大きなフライパンで七面鳥、ピーマン、タマネギを中火から強火で5～10分、または七面鳥がきつね色になり、野菜が柔らかくなるまで調理し、木のスプ

ーンでかき混ぜながら肉をほぐします。 . それは調理されています 必要に応じて脂肪を排出します。にんにくとメキシカンシーズニングを加える。再び1分間調理してかき混ぜます。

3. 焦げたトマトの約 3 分の 2 とチキンボーン ブイヨン 1 カップをブレンダーで混ぜます。ふたをして滑らかになるまで混ぜます。揚げたパンを七面鳥の混合物に加えます。1カップのチキンボーンブロス、水切りしていないトマト、チリをかき混ぜます. 残りのトマトを粗く刻む。七面鳥の混合物に追加します。沸騰させます。熱を下げる 蓋をして10分煮込みます。

4. 小さじ 1 杯の小さな容器にスープを入れます。アボカド、ゴールデンペッパー、コリアンダーをトッピング。ライムのくさびをスープの上に置き、漉します。

鶏ガラスープ

準備：ロースト 15 分: 30 分 調理: 4 時間 冷蔵: 一晩: 約 10 杯

新鮮で最高の味をお届けするために栄養成分: レシピに自家製のチキン ストックを使用します。（塩分、保存料、添加物も入っていません。）火にかける前に骨をローストすると風味が増します。液体でゆっくりと調理すると、骨はスープにカルシウム、リン、マグネシウム、カリウムなどのミネラルを注入します. 以下のスロークッカーのバリエーションは、特に簡単に作成できます。2 ～ 4 カップの容器で冷凍し、必要なものだけを解凍します。

2ポンドの手羽先と背中
にんじん 4本（みじん切り）
ネギ 大2本 白と薄緑の部分のみ薄切り
セロリ 葉付きの茎 2本、粗みじん切り
粗く刻んだピーマン 1個
イタリアンパセリ（柔らかい葉） 大小6本
フレッシュタイム 6枝
にんにく 4片（半分に切る）
黒コショウ 大さじ2
全粒粉 2粒
冷水

1. オーブンを 425°F に予熱します。大きな天板に手羽先と背中を並べます。30～35分間、または黄金色になるまで焼きます。

2. 大きな鍋にゴールデン チキン ピースと焦げ目がついたゴールデン ピースを入れます。にんじん、ねぎ、セロリ、パースニップ、パセリ、タイム、にんにく、コショウ、クローブを加えます。大きな鍋に鶏肉と野菜がかぶるくらいの冷水（約12カップ）を入れます。中火で沸騰させます。泡がほとんど表面を壊さない非常に弱火に熱を調整します.蓋をして4時間煮ます。

3. 2 層の湿った 100% チーズクロスで裏打ちされた大きなふるいで熱いストックを濾します。固形物を捨てる。スープに蓋をして一晩冷ます。使用する前に、ストックの上部から脂肪層をすくい取り、廃棄します。

ヒント: ブイヨンを澄ませるには (オプション)、卵白 1 個、溶き卵 1 個、冷水 ¼ カップを小さなボウルに入れます。鍋の濾したスープに混合物をかき混ぜます。溶接に戻ります。暑さから削除; 5分間休ませます。新鮮な綿100%のチーズクロスを二重に敷いたふるいで熱いスープを漉します。使用前に冷却し、水気を切ってください。

スロークッカーの使用方法: ステップ 2 以外は指示どおりに準備し、材料を 5 ～ 6 クォートのスロークッカーに入れます。蓋をして弱火で12～14時間煮る。手順 3 の説明に従って続行します。10杯くらい。

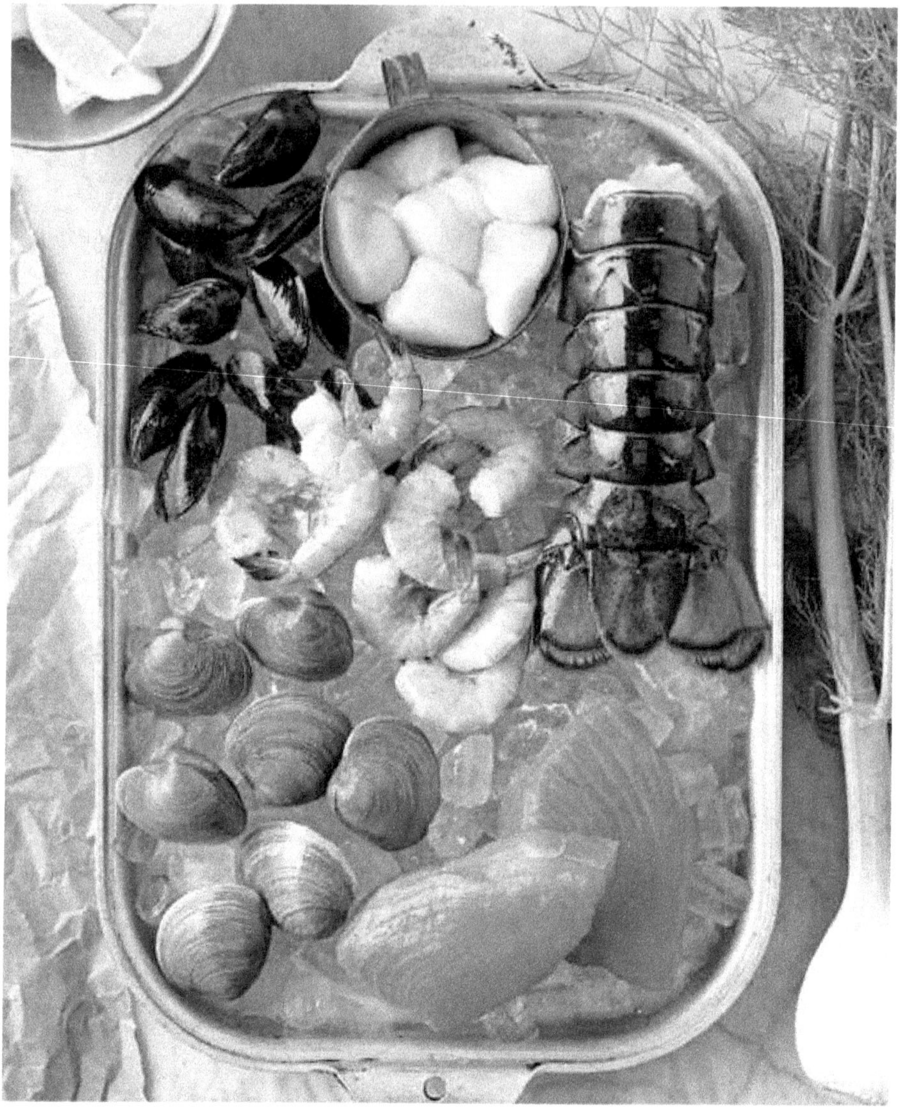

ハリッサグリーンサーモン

準備：25分 調理：10分 グリル：8分 下ごしらえ：4人前画像

通常の漂白剤を使用生の新鮮なアスパラガスをサラダ用に薄くスライスします。鮮やかな柑橘類のビネグレットソース（レシピ）、トーストしたヒマワリの種に加えて、サーモンソースとスパイシーなグリーンハーブのさわやかな伴奏です.

鮭

4 6-8 オンスの生または冷凍の皮なしサーモンの切り身、厚さ約 1 インチ

オリーブオイル

ハリッサ

クミンシード 小さじ1.5

コリアンダーシード 小さじ1 1/2

ぎゅっと詰めたパセリの葉 1カップ

新鮮なコリアンダー（葉と茎） 1 カップ

種を取って粗みじん切りにしたハラペーニョ 2 個ヒント)

エシャロット 1個（スライス）

にんにく 2かけ

細かく刻んだレモンの皮 小さじ1

フレッシュレモン 大さじ2

⅓カップのオリーブオイル

ひまわりの種とスパイス

生のヒマワリの種 1/3カップ

オリーブオイル小さじ1

スモークスパイス 小さじ1（レシピ)

サラダ

みじん切りにした大きなアスパラガスの槍 12 本（約 1 ポンド）

スパークリング シトラス ビネグレット 1/3 カップ（レシピ)

1. 魚が冷凍されている場合は解凍します。吸収紙で乾かします。魚の両面にオリーブオイルを塗る。脇に置く

2. ハリッサの場合は、小さな鍋で、クミン シードとコリアンダー シードを中弱火で 3 ～ 4 分間、または軽くトーストして香りが出るまでトーストします。フード プロセッサーで、トーストしたクミンとコリアンダー シード、パセリ、コリアンダー、ハラペーニョ、エシャロット、ニンニク、レモンの皮、レモン汁、オリーブ オイルを混ぜ合わせます。滑らかになるまでブレンドします。脇に置く

3. ひまわりの種をトーストする場合は、オーブンを 300°F に予熱します。天板に羊皮紙を並べます。無視する 小さなボウルにひまわりの種と小さじ1杯のオリーブオイルを混ぜます。種にスモークスパイスをふりかけます。かき混ぜてコーティングします。羊皮紙にひまわりの種を均等に広げます。約10分間、または軽く焦げ目がつくまで調理します。

4. 炭火またはガスグリルの場合は、サーモンを中火で油を塗ったグリルに直接置きます。蓋をして 8 ～ 12 分間、またはフォークでテストして魚がフレーク状になり始めるまでグリルし、調理の途中で一度返します。

5. 一方、サラダ用に皮をむいたじゃがいもを使い、アスパラガスを細長く切る。ミディアムサービングプレートまたはボウルに移します。（槍が薄いので、槍が割れます。プレートまたはボウルに追加します. トーストしたひまわりの種をふりかけます。

6. 提供するには、4つのプレートのそれぞれにスライスを配置します。グリーンスライスごとに大さじ1杯のハリッサ. サクサクのアスパラガスサラダを添えて。

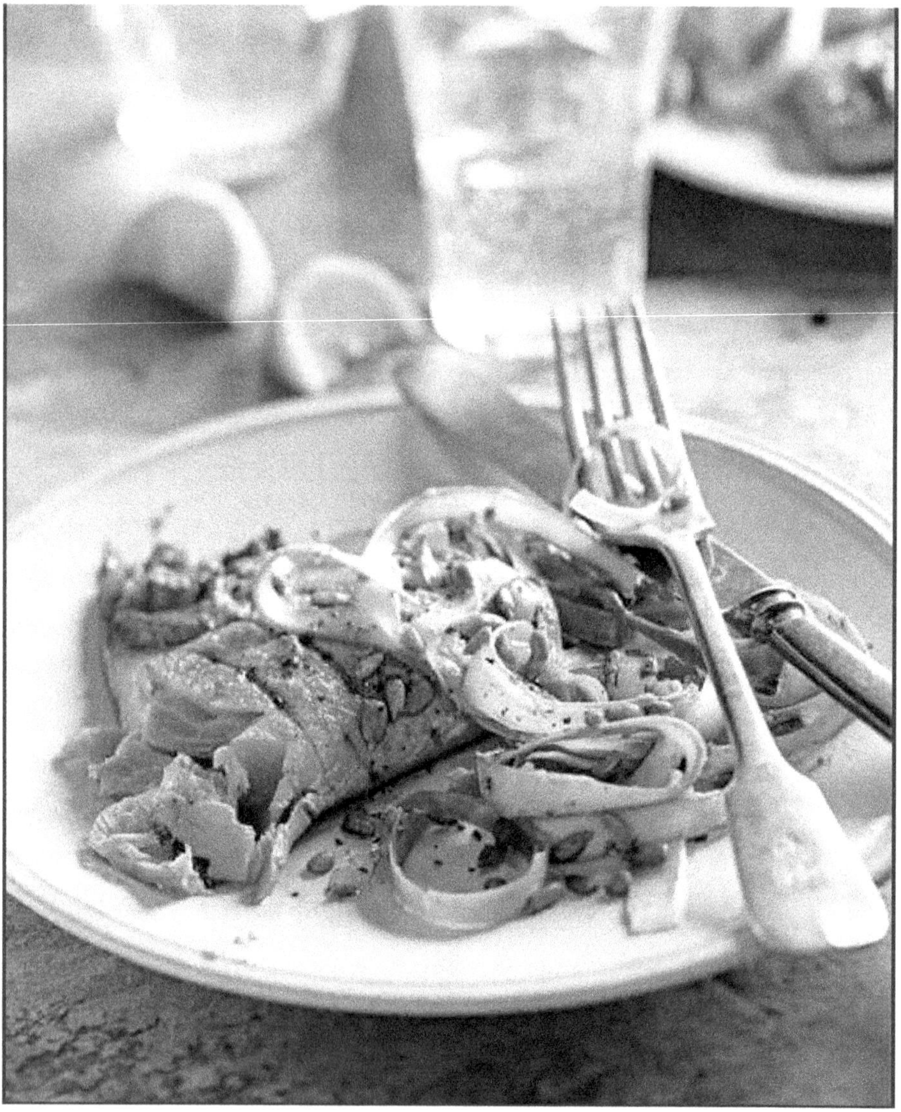

サーモンのグリル アーティチョークのマリネサラダ添え

準備：グリル20分：12分前：4人前

多くの場合、最高のツールはレタスを投げるためのものですそれはあなたの手です このサラダで柔らかいレタスとグリルしたアーティチョークを混ぜるのは、きれいな手で行うのが一番です.

4 6 オンスの生または冷凍サーモンの切り身

1 パッケージ 9 オンスの冷凍アーティチョークの心臓、解凍して水気を切ったもの

オリーブオイル 大さじ5

エシャロットのみじん切り 大さじ2

細かく刻んだレモンの皮 大さじ1

¼カップのフレッシュレモンジュース

新鮮なオレガノのみじん切り 大さじ3

小さじ½ 挽きたての黒コショウ

地中海ドレッシング 大さじ1（レシピ）

ミックスサラダ 1 5 オンス パッケージ

1. 魚が冷凍の場合は解凍します。魚をきれいにします。吸収紙で乾かします。魚を脇に置きます。

2. アーティチョークのハートを大さじ 2 のオリーブ オイルと一緒にミディアム ボウルに入れます。無視する 大きなボウルに、大さじ2杯のオリーブオイル、エシャロット、レモンの皮、レモン汁、オレガノを混ぜます。無視する

3. 炭またはガスグリルの場合は、アーティチョークのハートをバスケットに入れ、グリルの上に直接置き、中火から強火にかけます。ふたをして、よくかき混ぜなが

ら、6 ～ 8 分間、または十分にこすって加熱するまでグリルします。グリルからアーティチョークを取り出します。5分間冷ましてから、エシャロットにアーティチョークを加えます. コショウで味付けします。皮膚に投げる 脇に置く

4. 残りの大さじ 1 杯のオリーブ オイルでサーモンをコーティングします。地中海のドレッシングでびっしょり。サーモンのグリルを季節の面を下にして中強火にかけます。ふたをして6～8分間、またはフォークでテストして魚がフレーク状になり始めるまでグリルし、調理の途中で静かに返します.

5. アーティチョークのマリネが入ったボウルにキャベツを加えます。優しくトスしてコーティングします。サーモンのグリルサラダを添えて。

チリ産セージサーモンのグリル グリーントマトソース添え

準備：35分冷：2～4時間ロースト：10分前：4人前

「フラッシュロースト」技法のことを指します。乾いたフライパンをオーブンで高温に加熱し、少量の油と魚、鶏肉、または肉を加えて（ジュージュー鳴る！）、オーブンで料理を仕上げます。フラッシュクッキングは調理時間を短縮し、外側は素晴らしいクラスト、内側はジューシーで風味豊かに仕上げます。

鮭

4-6 オンスの生または冷凍サーモンの切り身

オリーブオイル 大さじ3

細かく刻んだタマネギ 1/4 カップ

にんにく 2片（皮をむいて薄切り）

以下のコリアンダー小さじ1

挽いたクミン 大さじ1

スイートパプリカ 小さじ2

乾燥オレガノ 小さじ1（みじん切り）

小さじ¼のカイエンペッパー

⅓カップのフレッシュレモンジュース

新鮮なセージのみじん切り 大さじ1

グリーントマトソース

みじん切りのしっかりしたグリーン トマト 1½ カップ

細かく刻んだ赤玉ねぎ 1/3 カップ

新鮮なコリアンダーのみじん切り 大さじ2

ハラペーニョ 1 個、種を取り、みじん切りにする (参照ヒント)

にんにく 1片（みじん切り）

クミン 小さじ½

チリパウダー小さじ¼

フレッシュレモン 大さじ2～3

1. 魚が冷凍の場合は解凍します。魚をきれいにします。吸収紙で乾かします。魚を脇に置きます。

2. セージとチリのペースト用に、小さじ 1 杯のオリーブ オイル、玉ねぎ、にんにくを小さな鍋で混ぜます。弱火で1～2分、香りが出るまで煮る。コリアンダーとクミンを混ぜます。1分間調理してかき混ぜます。パプリカ、オレガノ、黒コショウを混ぜます。1分間調理してかき混ぜます。レモン汁とセージを加えます。約3分間、または滑らかな生地が形成されるまで調理して混ぜます。寒い。

3. セージとチリペーストを指で両面に塗る。魚を非反応性のガラスまたは皿に入れます。フィルムでよく覆います。2～4時間冷蔵します。

4. 一方、ソース用に、トマト、タマネギ、パクチー、ハラペーニョ、ニンニク、クミン、チリ パウダーを中くらいのボウルに入れます。よく混ぜ合わせます。レモン汁で味付けします。皮膚に投げる

4.鮭のピューレをゴムべらで出来るだけかき出す。パスタを捨てる。

5. 大きな鋳鉄製のスキレットをオーブンに入れます。オーブンを 500°F に予熱します。中にフライパンを入れてオーブンを加熱します。

6. オーブンから熱い鍋を取り出します。フライパンにオリーブオイル大さじ1を入れる。フライパンをひっくり返して、フライパンの底に油を塗る。フィレを皮側を下にしてパンに置きます。残りの大さじ 1 のオリーブ オイルでスライスを磨きます。

7. サーモンを約 10 分間、またはフォークでテストして魚がフレーク状になるまで揚げます。魚にソースを添えます。

ローストサーモンとアスパラガスのパピローテ添え、レモンとヘーゼルナッツのペスト添え

準備：20分 焙煎：17分前：4人前

「EN PAPILLOTE」の調理とは、単に紙で調理することを意味します。多くの理由で準備するのに最適な方法です。魚や野菜はフォイル パッケージ内で蒸発し、ジュース、風味、栄養素が凝縮され、鍋やフライパンをきれいにする必要はありません。

4 6 オンスの生または冷凍サーモンの切り身
軽く詰めた新鮮なバジルの葉 1 カップ
新鮮なパセリの葉 1 カップ、軽くみじん切り
ローストヘーゼルナッツ 1/2カップ *
オリーブオイル 大さじ5
細かく刻んだレモンの皮 小さじ1
フレッシュレモン 大さじ2
にんにく 1片（みじん切り）
アスパラの薄切り 1キロ
辛口白ワイン 大さじ4

1. サーモンが冷凍の場合は解凍します。魚をきれいにします。吸収紙で乾かします。オーブンを 400°F に予熱します。

2. バジル、パセリ、ヘーゼル ナッツ、オリーブ オイル、レモンの皮、レモン汁、にんにくをブレンダーまたはフードプロセッサーで混ぜ合わせます。ふたをして、滑らかになるまで泡立てるかブレンドします。無視する

3. 羊皮紙を 12 インチ四方に 4 つ切ります。パケットごとに、羊皮紙の正方形の中央にサーモンのスライスを置き

ます。アスパラガスの 4 分の 1 とスプーン 2 ～ 3 杯のペストで仕上げます。大さじ1杯のワインをふりかけます。羊皮紙の反対側の 2 つの面を持ち上げ、魚の上に数回折ります。羊皮紙の端を折りたたんで封をします。これを繰り返して、さらに 3 つのパックを作成します。

4. 17 ～ 19 分間、またはフォークでテストして魚がフレーク状になり始めるまでローストします (パッケージをそっと開けて、焼き加減を確認します)。

* ヒント: ヘーゼル ナッツをトーストするには、オーブンを 350°F に予熱します。浅いフライパンにナッツを一重に広げます。8～10分間、または軽くトーストするまで調理し、一度かき混ぜて均一にトーストします. くるみを少し冷ます。ホットナッツをきれいな布の上に置きます。タオルでこすって皮をむきます。

味付けサーモンのマッシュルームとアップルソース添え

最初から最後まで:40分前：4人前

サーモンの切り身ソテーしたマッシュルーム、タマネギ、赤リンゴのスライスをトッピングし、鮮やかな緑のほうれん草のベッドで提供する、ゲストに提供するエレガントな料理です。

1 1/2 ポンドの生または冷凍サーモンの切り身、皮付き
細かく刻んだフェンネルシード 大さじ1*
みじん切りにした乾燥セージ 小さじ½
コリアンダー 小さじ½
乾燥マスタード 小さじ¼
黒コショウ 小さじ¼
オリーブオイル 大さじ2
新鮮なマッシュルーム 1½ カップ、4 等分
エシャロット 1 個（中）、薄切り
調理用リンゴ 1 個（4 等分し、芯を取り、薄くスライス）
¼カップ辛口白ワイン
新鮮なほうれん草 4カップ
新鮮なセージの小枝（お好みで）

1. サーモンが冷凍の場合は解凍します。オーブンを 425°F に予熱します。大きな天板に羊皮紙を並べます。無視する 魚をきれいにします。吸収紙で乾かします。サーモンの皮を下にしてオーブンに入れます。フェンネルシード、乾燥セージ小さじ1/2、コリアンダー、マスタード、コショウを小さなボウルに入れます。鮭にまんべんなくふりかけます。指でこする

2.魚の厚さを測定します。サーモンを 4 ～ 6 分間、厚さが 1/2 インチになるまで、またはフォークでテストして魚が剥がれ始めるまで焼きます。

3. その間、パンソース用に、大きめのフライパンにオリーブオイルを中火で熱します。マッシュルームとエシャロットを追加します。時々かき混ぜながら、6～8分、またはきのこが柔らかくなり茶色になり始めるまで調理します。リンゴを追加します。蓋をして調理し、さらに4分間かき混ぜます。慎重にワインを追加します。ふたをせずに、2 ～ 3 分間、またはリンゴのスライスが柔らかくなるまで調理します。スキマーを使用して、キノコの混合物を中くらいのボウルに移します。保温するためのカバー。

4. 同じ鍋で、ほうれん草を 1 分間、またはほうれん草がしんなりするまで、絶えずかき混ぜながら調理します。ほうれん草を4枚の皿に分けます。サーモンのフィレを 4 等分に切り、皮をむいて切ります。大きなヘラを使用して、卵からサーモンの部分を持ち上げます。ほうれん草の上にある各プレートにサーモンを置きます。きのこの混合物をサーモンの上に均等に広げます。必要に応じて、新鮮なセージを飾ります。

* ヒント: すり鉢またはスパイス グラインダーを使用して、フェンネル シードを細かくすりつぶします。

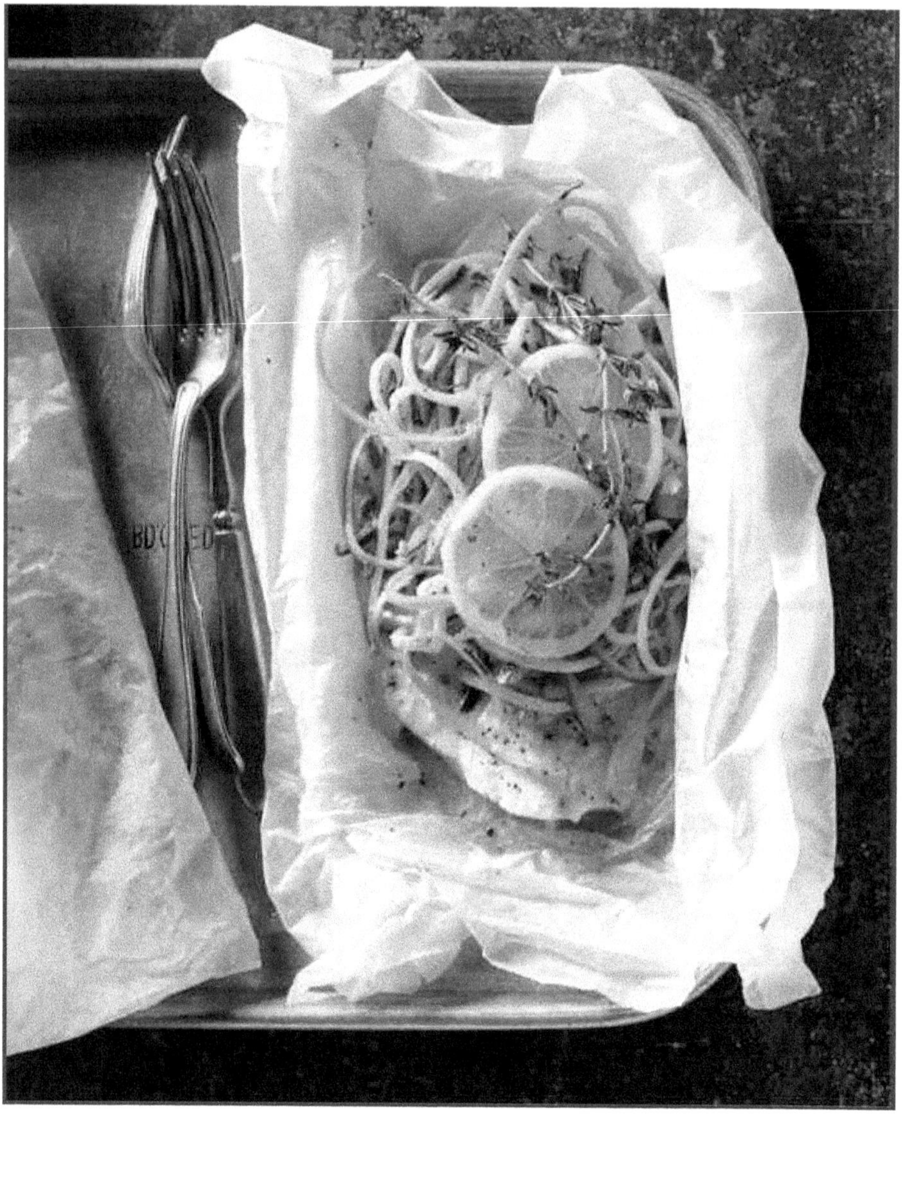

パピローテのタンと千切り野菜

準備：調理時間 30 分: 4 人前で 12 分画像

あなたは間違いなく野菜を電撃することができますよく切れるシェフズナイフを使いますが、時間がかかります。千切りピーラー（参照"装置"）を使用すると、長くて薄い、一貫した形状の野菜ストリップをすばやく作成できます。

4～6 オンスの生または冷凍のカレイ、アカガレイ、またはその他の固い白身魚

スライスしたズッキーニ 1本

にんじん 1本（みじん切り）

赤玉ねぎの千切り ½ 個

種を取って細かく刻んだローマトマト 2個

にんにく 2片（みじん切り）

オリーブオイル 大さじ1

黒こしょう 小さじ½

レモン 1個、8等分に切り、種を除く

フレッシュタイム 8枝

オリーブオイル 大さじ4

¼カップ辛口白ワイン

1. 魚が冷凍の場合は解凍します。オーブンを 375°F に予熱します。ズッキーニ、にんじん、玉ねぎ、トマト、にんにくを大きなボウルに入れます。オリーブオイル大さじ1とコショウ小さじ¼を加えます。よく混ぜ合わせます。野菜を脇に置きます。

2. 羊皮紙を 14 インチの正方形に 4 つ切ります。魚をきれいにします。吸収紙で乾かします。各正方形の中央にスライスを配置します。小さじ1/4のコショウをふりかけます。野菜、レモンのスライス、タイムの小枝をスライスの上に置き、均等に広げます。各スタックにオリ

ーブオイル大さじ1と白ワイン大さじ1で味付けします。

3. 一度に1つのパッケージを作業し、反対側の2つの側面をクッキングペーパーの上に持ち上げ、魚を数回折ります. 羊皮紙の端を折りたたんで封をします。

4. 大きな天板にパケットを置きます。約12分間、またはフォークでテストして魚がフレーク状になり始めるまで調理します（慎重にパッケージを開けて、焼き加減を確認してください）.

5. 提供するには、各パケットを平らなプレートに置きます。慎重に開封されたパッケージ。

魚のタコス ロケット ペストとスモーク レモン クリーム添え

準備：グリルで30分: 1/2インチの厚さで4〜6分 作ります: 6人分

タラをソールに置き換えることができます-ティラピアだけではありません。残念ながら、ティラピアは魚にとって最悪の選択肢の1つです。ティラピアはほとんどどこにでもありますが、ほとんどどこにでもあり、ひどい環境で育つことも多いため、避けるべきです。

4 4〜5 オンスの生または冷凍豆腐スライス 4 枚、厚さ 1/2インチ

1 レシピのロケットペスト (参照レシピ)

½カップのカシュークリーム（レシピ)

スモークスパイス 小さじ1（レシピ)

細かく刻んだレモンの皮 小さじ½

カプチーノ レタス 12枚

熟したアボカド1個、半分に切り、種を取り、皮をむいて薄くスライスする

みじん切りトマト1カップ

生のコリアンダーのみじん切り¼カップ

くし型に切ったレモン1個

1. 魚が冷凍の場合は解凍します。魚をきれいにします。吸収紙で乾かします。魚を脇に置きます。

2.魚の両面にルッコラをこすりつける。

3. 炭またはガスグリルの場合は、油を塗ったグリルの上に直接中火で魚を置きます。ふたをして4〜6分間、またはフォークでテストして魚がフレーク状になり始めるまでグリルし、調理の途中で一度返します。

4. その間にスモーク レモン クリームを作るため、小さなボウルにカシュー クリーム、スモーク ドレッシング、レモンの皮を入れて混ぜます。

5.魚をフォークで細切りにする。バターの葉に魚、アボカドのスライス、トマトを詰めます。コリアンダーをふりかけます。タコスをスモーク レモン クリームで味付けします。タコスの上に絞ってレモンのくさびを添えてください。

アーモンドスキンのソール

準備：15 分間調理: 3 分: 2 人前

アーモンド粉だけアヒルのマヨネーズと新鮮なレモンを添えたこのクイックフライドフィッシュで美しいクラストを作りましょう.

12 オンスの生または冷凍のソール スライス
ハーブとレモンのドレッシング 大さじ1（レシピ）
黒コショウ 小さじ1/4〜1/2
⅓カップのアーモンド粉
オリーブオイル 大さじ2〜3
¼カップのパレオマヨ（レシピ）
刻んだディル 大さじ1
レモンボウル

1. 魚が冷凍の場合は解凍します。魚をきれいにします。吸収紙で乾かします。小さなボウルにレモンドレッシングとコショウを混ぜます。チョップの両面に合わせ調味料を塗り、軽く押さえて密着させる。大きな皿にアーモンド粉を広げます。各スライスの片面をアーモンド粉に浸し、軽く押して密着させせます.

2. 大きめのフライパンに油をひき、中火〜強火にかけます。魚を皮を下にして加える。2分間調理します。慎重に魚を回します。1分以上、またはフォークでテストしたときに魚がフレーク状になるまで調理します.

3. ソースは小さなボウルにパレオマヨとディルを混ぜ合わせる。魚にソースとレモンのくさびを添えます。

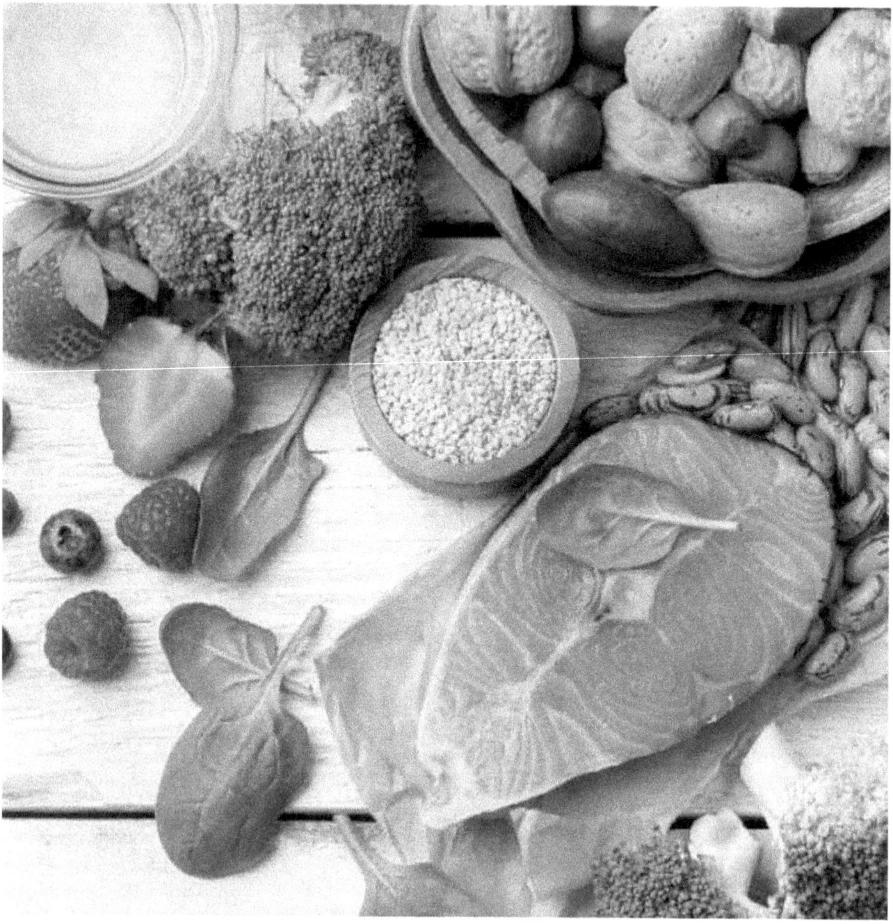

グリルしたタラとズッキーニのパケット マンゴーとバジルのソース添え

準備：グリル20分：6分前：4人前

生または冷凍のタラ 1 ½ ポンド、厚さ ½ から 1 インチ
長さ24インチ、幅12インチのフィルム4枚。
スライスした中サイズのズッキーニ 1 本
レモンと芳香性ハーブのガーニッシュ（参照）レシピ)
チポトレ・パレオ・マヨ ¼カップ（参照）レシピ)
マンゴーピューレ 大さじ1～2 *
フレッシュレモンまたはライムジュースまたはライスワインビネガー 大さじ1
フレッシュバジルのみじん切り 大さじ2

1. 魚が冷凍の場合は解凍します。魚をきれいにします。吸収紙で乾かします。魚を4つに切る。

2. 各アルミ シートを半分に折り、2 倍の 12 インチの正方形を作ります。アルミ製の正方形の中央に魚を置きます。ズッキーニの4分の1で仕上げます。レモンドレッシングとハーブをふりかけます。アルミホイルの反対側を持ち上げて、ズッキーニの上に折り、魚を数回巻きます。フィルムの端を折ります。これを繰り返して、さらに 3 つのパックを作成します。ソースは、チポトレ パレオ マヨネーズ、マンゴー、ライム ジュース、バジルを小さなボウルに入れます。無視する

3. 炭またはガスグリルの場合は、パケットを中火のオイルグリルに直接置きます。ふたをして6～9分間、または魚にフォークで穴を開け、ズッキーニがカリカリになるまでグリルします（パッケージをそっと開けて焼き加減を確認します）。グリル中にパケットを与えないでください。各ピースをソースで覆います。

*ヒント: マンゴーのピューレの場合、みじん切りにしたマンゴー 1/4 カップと大さじ 1 杯の水をブレンダーで混ぜます。ふたをして滑らかになるまで混ぜます。残りのマンゴーピューレをスムージーに加えます。

ペストを詰めたトマトとリースリングのタラ

準備：調理時間 30 分: 10 分: 4 人前

生または冷凍のタラの切り身 1 ～ 1 ½ ポンド、厚さ約 1 インチ

ローマトマト 4個

バジルペスト 大さじ3（レシピ）

粗びき黒こしょう 小さじ¼

1カップドライリースリングまたはソーヴィニヨンブラン

生のタイム 1枝、または乾燥させて刻んだタイム 小さじ半分

ローリエ 1枚

水 ½カップ

エシャロットのみじん切り 大さじ2

レモンボウル

1. 魚が冷凍の場合は解凍します。トマトは横半分に切る。種と果肉を集めます。（トマトを平らにする必要がある場合は、トマトの底を突き刺さないように注意しながら、端から非常に薄いスライスを切ります。） トマトの各半分に少量のペストを注ぎます。ひびの入ったコショウを振りかけます。無視する

2.魚をきれいにします。吸収紙で乾かします。魚を4つに切る。蓋がぴったりと閉まる大きな鍋に蒸し器のバスケットを置きます。鍋に約1/2インチの水を加えます。沸騰させます。熱を中程度に下げます。さいの目に切ったトマトをバスケットに追加します。ふたをして、2～3分、または中まで火が通るまで蒸します。

3. トマトを皿に移します。保温するためのカバー。鍋からスチームバスケットを取り外します。水を注ぐ ワイン、タイム、月桂樹の葉、½カップの水を鍋に加えます。沸騰させます。熱を中低に下げます。魚とエシャロッ

トを追加します。ふたをして8～10分間、またはフォークでテストして魚がほぐれ始めるまで調理します。

4. 魚にポーチングリキッドを少量加えます。ペストとレモンのくさびを詰めたチェリートマトを魚に添えます。

ピスタチオの皮に乗せた鱈のグリルとマッシュポテトに乗せたコリアンダー

準備：調理時間: 20 分: グリル時間: 10 分: 厚さ 1/2 インチのフライパンあたり 4 ～ 6 分: 4 人前

生または冷凍のタラ 1.5キロ
オリーブオイルまたは精製ココナッツオイル
挽いたピスタチオ、ピーカンナッツ、またはアーモンド 大さじ2杯
卵白 1個
細かく刻んだレモンの皮 小さじ½
サツマイモ 1 ½ キロ、皮をむいて細かく切る
にんにく 2かけ
ココナッツオイル 大さじ1
生のすりおろした生姜 大さじ1
クミン 小さじ½
1/4 カップのココナッツ ミルク (Nature's Way など)
コリアンダーペストまたはバジルペスト 大さじ4（レシピ)

1. 魚が冷凍の場合は解凍します。グリルを予熱します。鍋に油。小さなボウルに、ナッツ、卵白、レモンの皮を混ぜます。無視する

2. マッシュポテトを作るには、中程度の鍋でサツマイモとにんにくを沸騰したお湯で蓋をして 10 ～ 15 分、または柔らかくなるまで煮ます。排水; さつまいもとにんにくを鍋に戻す。ポテトマッシャーを使ってサツマイモをつぶします。ココナッツオイル、ショウガ、クミンを大さじ1杯加える。ココナッツミルクを軽くふんわりするまで混ぜます。

3. 魚を洗います。吸収紙で乾かします。魚を4つに切り、加熱していないグリルのオーブンに入れます。薄いエッジの下に置きます。一口ごとにコリアンダーペストを

広げます。ペストの上にナッツの混合物を注ぎ、やさしく広げます。魚を火から 4 インチのところで 4 ～ 6 分間、または 1/2 インチの厚さになるまで、またはフォークでテストして魚がフレーク状になり始めるまでグリルし、調理中に皮膚が焦げ始めたらホイルで覆います。魚にサツマイモを添えます。

タラとローズマリー、みかんのロースト ブロッコリー添え

準備：マリネ 15 分: 最大 30 分 調理: 12 分で 4 人前

生または冷凍のタラ 1.5キロ
細かく刻んだみかんの皮 小さじ1
新鮮なみかんまたはオレンジ ジュース 1/2 カップ
オリーブオイル 大さじ4
新鮮なローズマリーのみじん切り 大さじ2
みじん切り黒コショウ 小さじ1/4半
細かく刻んだみかんの皮 小さじ1
ブロッコリーの小花 3カップ
みじん切り赤唐辛子 小さじ¼
みかんのスライス、種のみ

1. オーブンを 450°F に予熱します。魚が冷凍の場合は解凍してください。魚をきれいにします。吸収紙で乾かします。魚を4つに切る。魚の厚さを測定します。タンジェリンの皮、タンジェリン ジュース、大さじ 2 のオリーブ オイル、ローズマリー、黒コショウを深めの皿に混ぜます。魚を追加します。蓋をして冷蔵庫で30分マリネします。

2. 大きめのボウルにブロッコリーを入れ、残りの大さじ 2 杯のオリーブ オイルと赤唐辛子のみじん切りを加えます。2リットルの鍋に入れる。

3. 天板にオリーブオイルを塗ります。マリネを取っておき、魚の水気を切る。魚を鍋に入れ、薄い縁の下に押し込みます。魚とブロッコリーをオーブンに入れます。ブロッコリーを 12 ～ 15 分間、または柔らかくなるまで調理し、調理の途中で一度かき混ぜます。魚の厚さ

1/2 インチごとに 4 ～ 6 分間、またはフォークでテストして魚が剥がれ始めるまで、魚を調理します。

4. 予約したマリネを小さな鍋で沸騰させます。2分間調理します。調理した魚にマリネをかけます。魚にブロッコリーとみかんのスライスを添えます。

大根を使った明太鱈のサラダ

準備：20分 休憩：20分 調理：6分：4人前画像

新鮮または冷凍のタラの切り身 1 ポンド
大根 6個（粗みじん切り）
アップルサイダービネガー 大さじ6〜7
みじん切り赤唐辛子 小さじ½
精製ココナッツオイル 大さじ2
¼カップのアーモンドバター
にんにく 1片（みじん切り）
すりおろした生姜 大さじ2
オリーブオイル 大さじ2
無塩カレー粉 大さじ1½〜2
レタスの葉 4〜8枚またはレタスの葉
ピーマン 1個（スライス）
新鮮なコリアンダーのみじん切り 大さじ2

1. 魚が冷凍の場合は解凍します。中程度のボウルに、大根、大さじ4杯の酢、小さじ1/4のみじん切りの赤唐辛子を混ぜ合わせます。時々かき混ぜながら20分間休ませます。

2. アーモンドバターソースは、鍋にココナッツオイルを入れて弱火で溶かす。アーモンドバターを滑らかになるまでブレンドします。にんにく、しょうが、残りの小さじ1/4の赤唐辛子のみじん切りを入れてかき混ぜます。暑さから削除。残りの大さじ2〜3杯のアップルサイダービネガーを加え、滑らかになるまで混ぜます。無視する（酢を入れると少しとろみがつきます。）

3. 魚を洗います。吸収紙で乾かします。大きめのフライパンにオリーブオイルとカレー粉を中火で熱します。魚を追加します。3〜6分間、またはフォークでテストしたときに魚がフレーク状になり始めるまで調理し、調理の途中で一度返します. 2本のフォークを使って魚を粗く細断します。

4. 大根の水気を切る。マリネを注ぐ 魚、コショウのストリップ、大根の混合物、アーモンド バターを各レタスの葉にスプーンでのせます。コリアンダーをふりかけます。詰め物の周りの紙を見つけます。必要に応じて、木製のつまようじで包んでください。

ハドックのロースト レモンとフェンネル添え

準備：25分ステーキ：50分：4人前

ハドック、タラ、タラはすべてそれを持っています味がほとんどない濃厚な白い果肉。このシンプルな魚と野菜の焼き物とハーブとワインの料理では、ほとんどのレシピでそれらを交換できます。

4 6 オンス缶、新鮮または冷凍のタラまたはタラの切り身、厚さ約 1/2 インチ

大きなフェンネル 1 個、芯を取り、薄切りにし、葉は残しておき、みじん切りにする

縦に半分に切り、2～3インチに切る中型ニンジン4本

赤玉ねぎ 1 個、半分に切って薄切りにする

にんにく 2片（みじん切り）

薄切りレモン 1個

オリーブオイル 大さじ3

黒こしょう 小さじ½

¾ グラス辛口白ワイン

細かく刻んだ新鮮なパセリ 大さじ2

新鮮なフェンネルの葉のみじん切り 大さじ2

細かく刻んだレモンの皮 大さじ2

1. 魚が冷凍の場合は解凍します。オーブンを 400°F に予熱します。フェンネル、ニンジン、タマネギ、ニンニク、レモンのくさびを 3 クォートのグラタン皿に入れます。大さじ2杯のオリーブオイルで味付けし、小さじ¼杯のコショウを振りかけます。皮膚に投げる お皿にワインを注ぐ。皿をアルミホイルで覆います。

2. 20分間ローストします。それを見つける; 野菜混合物を一緒に混ぜます。さらに 15 ～ 20 分、または野菜がカリッと柔らかくなるまで調理します。野菜の混合物をか

き混ぜます。残りの小さじ1/4のコショウで魚を投げます。野菜の混合物の上に魚を置きます。残りの大さじ1のオリーブオイルをまぶします。約 8 ～ 10 分間、またはフォークでテストして魚がフレーク状になり始めるまで揚げます。

3. 小さなボウルにパセリ、フェンネルの葉、レモンの皮を入れて混ぜる。提供するには、魚と野菜の混合物を皿に分けます。魚と野菜の上にパンジュースを注ぎます。パセリの混合物を振りかけます。

レムラードとオクラとケイジャントマトを添えたピーカンナッツをまぶしたスナッパー

準備：1時間調理: 10分調理: 8分: 4人前

この魚料理は仲間に値する作るのに少し時間がかかりますが、その分の濃厚な味わいは格別です。マスタード、レモン、ケイジャンを添えたマヨネーズ ソースと、刻んだ赤唐辛子、赤玉ねぎ、パセリを添えたコリアンダー ドレッシングであるレムラードは、前日に作って冷蔵することができます。

オリーブオイル 大さじ4
細かく刻んだペカン 1/2カップ
新鮮なパセリのみじん切り 大さじ2
フレッシュタイムのみじん切り 大さじ1
2 8 オンスのフエダイの切り身、厚さ 1/2 インチ
ケイジャンシーズニング 大さじ4（レシピ）
玉ねぎのみじん切り½カップ
みじん切りピーマン ½カップ
スライスしたセロリ 1/2カップ
にんにくのみじん切り 大さじ1
1 ポンドの新鮮なオクラのさや、1 インチの厚さのスライスにカット (または新鮮なアスパラガス、1 インチのスライスにカット)
8オンスのグレープまたはチェリートマト、半分に切る
新鮮なタイムのみじん切り 大さじ2
ブラックペッパー
レムラード (レシピ参照、右)

1. フライパンにオリーブオイル大さじ1を中火で熱します。ピーカンナッツを加えて、よくかき混ぜながら、約5分間、またはきつね色になり香ばしくなるまでトースト

します。ピーカンナッツを小さなボウルに移し、冷まします。パセリとタイムを加え、取っておきます。

2. オーブンを 400º F に予熱します。天板に羊皮紙または粘着フィルムを敷きます。天板に鯛の切り身の皮を下にして置き、それぞれに小さじ1杯のケイジャン調味料をふりかけます。ペストリー ブラシを使用して、スライスに大さじ 2 のオリーブ オイルを塗ります。ピーカンの混合物をフィレの間に均等に分割し、ピーカンを魚の表面にそっと押し付けてまとめます. 可能であれば、魚のフィレのすべての表面をクルミで覆います。魚を8～10分間、またはナイフの先で簡単に剥がれるまで調理します。

3. 残りの大さじ 1 のオリーブ オイルを大きなフライパンで中火から強火にかけます。玉ねぎ、ピーマン、セロリ、にんにくを加えます。5分間、または野菜がカリッと柔らかくなるまで調理してかき混ぜます。スライスしたオクラ（または使用する場合はアスパラガス）とトマトを追加します。5～7分間、またはオクラがカリカリになり、トマトが破裂し始めるまで調理します. 火からおろし、タイムとブラックペッパーで味を調えます。鯛とレムラードを添えて野菜を添えます。

レムラード：フードプロセッサーで、刻んだ赤唐辛子½カップ、刻んだエシャロット¼カップ、新鮮なパセリ大さじ2を細かく刻むまでパルスします. ¼カップのパレオマヨを追加します（レシピ）、ディジョンマスタード¼カップ（参照）レシピ）、レモン汁小さじ1½、ケイジャン調味料小さじ¼（レシピ）。混ざるまで混ぜます。ボウルに移し、提供するまで冷やします。（レムラードは前日に準備して冷蔵することができます）。

マグロのタルト タラゴン、アボカド、レモン アイオリ添え

準備：調理時間 25 分: 6 分: 4 人前画像

サーモンと並ぶマグロ細かく刻んでハンバーグにできる希少種の魚。フードプロセッサーでマグロを過度に処理しないように注意してください。加工しすぎると硬化します。

新鮮または冷凍の皮なしマグロの切り身 1 ポンド

軽く泡立てた卵白 1個

3/4カップのゴールデンフラックスシードミール

小さく切った新鮮なタラゴンまたはディル 大さじ1

新鮮なチャイブのみじん切り 大さじ2

細かく刻んだレモンの皮 小さじ1

アマニ油、アボカドまたはオリーブオイル 大さじ2

中サイズのアボカド 1 個、種なし

パレオマヨ 大さじ3（レシピ)

細かく刻んだレモンの皮 小さじ1

新鮮なレモン汁 大さじ2

にんにく 1片（みじん切り）

4オンスのほうれん草（約4カップ、ぎゅっと詰めたもの）

1/3 カップのロースト ガーリック ビネグレットソース (レシピ)

グラニースミス アップル 1 個（芯を取り、一口大に切る）

トーストしたクルミのみじん切り¼カップ（ヒント)

1. 魚が冷凍の場合は解凍します。魚をきれいにします。吸収紙で乾かします。魚を1½インチに切ります。魚をフードプロセッサーに入れます。細かく刻むまでパルスをオン/オフします。（やりすぎないように注意してください。そうしないと、ケーキが固くなります。）魚を脇に置きます。

2. 卵白、亜麻仁 1/4 カップ、タラゴン、チャイブ、レモンの皮を中くらいのボウルで混ぜます。魚を追加します。軽く混ぜ合わせます。魚の混合物を 1/2 インチの厚さのミートボール 4 つに成形します。

3. 残りの 1/2 カップの亜麻仁を深皿に入れます。ミートボールを亜麻仁の混合物に浸し、回して均一にコーティングします。

4. 大きめのフライパンに油を中火で熱します。マグロのミートボールを熱い油で6〜8分間、またはミートボールに水平に挿入されたインスタント読み取り温度計が160°Fになるまで調理し、調理時間の途中で一度回転させます.

5. その間、アイオリ用にアボカドを中くらいのボウルに入れてフォークでつぶす。パレオマヨ、レモンの皮、レモン汁、にんにくを加えます。よく混ざり、ほぼ滑らかになるまでピューレにします。

6. ほうれん草を中くらいのボウルに入れます。ローストガーリックビネグレットでほうれん草を味付けします。皮膚に投げる サービングごとに、マグロのパテとほうれん草の4分の1をプレートに置きます.マグロの上にアイオリを少々。りんごとクルミをトッピングしたほうれん草。すぐにサーブします。

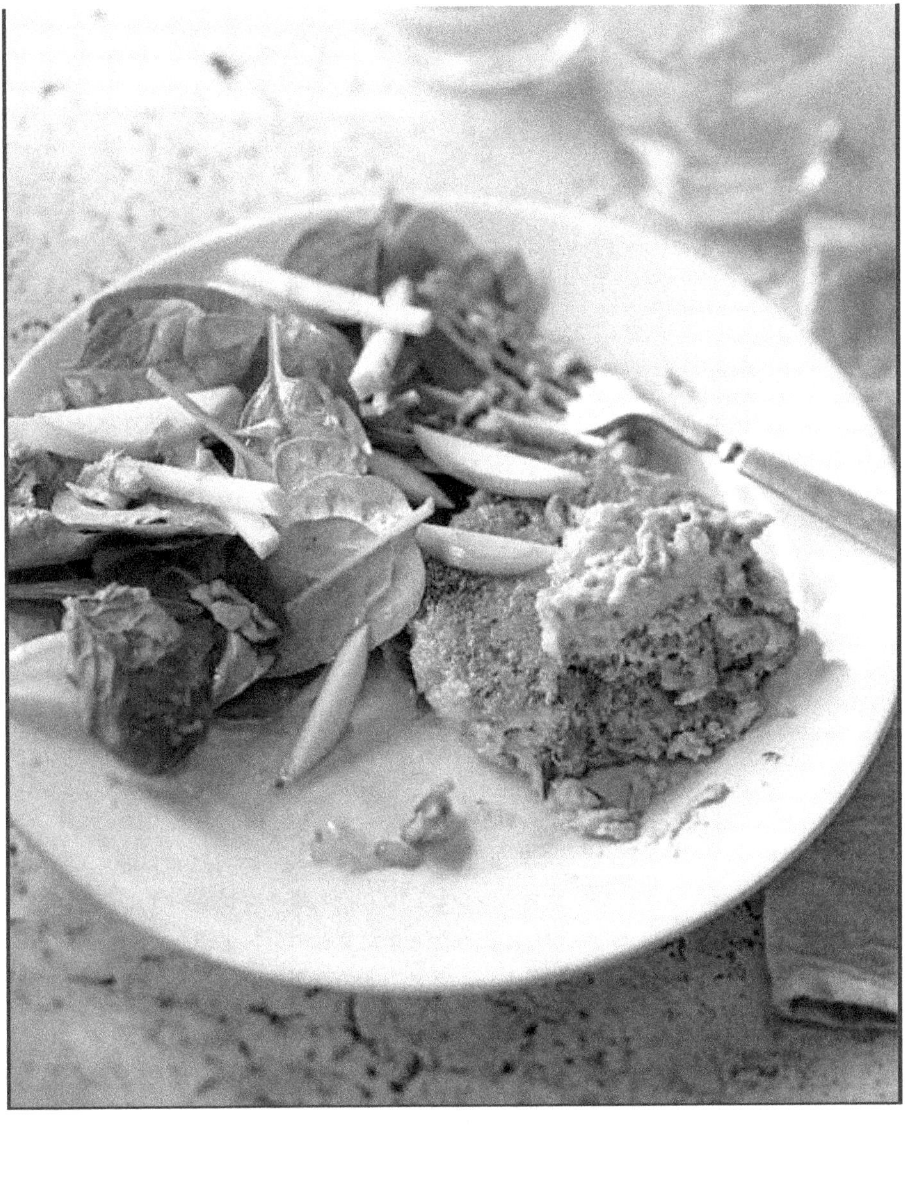

シマバスのタジン

準備：50分冷やす: 1～2時間調理: 22分調理: 25分で4人前

その名はタジン北アフリカ料理（一種の鍋）から、または円錐形の調理鍋から。お持ちでない場合は、蓋付きのベーキングパンが最適です。チェルムーラは、魚のマリネとしてよく使われる濃厚な北アフリカのハーブ ペーストです。このカラフルな魚料理にサツマイモやカリフラワーを添えて。

生または冷凍のシーバスまたはオヒョウの6オンスのスライス4枚、皮付き
みじん切りコリアンダー1個
レモンの皮のみじん切り 小さじ1（取っておく）
¼カップのフレッシュレモンジュース
オリーブオイル 大さじ4
にんにく 5片（みじん切り）
挽いたクミン 大さじ4
スイートパプリカ 小さじ2
挽いたコリアンダー 大さじ1
挽いたアニスシード 小さじ¼
玉ねぎ大1個（皮をむき、半分に切り、薄切り）
15オンスのさいの目に切った無塩、水切りしていないトマト1個
½カップのチキンボーンブロス（レシピ）または無塩チキンスープ
種を取り、1/2インチの細切りに切った大きな黄ピーマン1個
オレンジピーマン1個（種を取り、1/2インチの短冊状に切る）

1. 魚が冷凍の場合は解凍します。魚をきれいにします。吸収紙で乾かします。魚のフィレを非金属のグラタン皿に入れます。魚を脇に置きます。

2. シェルムーラを作るには、パクチー、レモン汁、オリーブオイル大さじ2、にんにくのみじん切り4片、クミン、パプリカ、コリアンダー、ラニスをブレンダーまた

は小さなフードプロセッサーで混ぜ合わせます。ふたをして滑らかになるまで混ぜます。

3. チェルムーラの半分を魚の上に注ぎ、魚をひっくり返して両面を覆う。蓋をして冷蔵庫で1～2時間冷やします。残りのチェルムーラで覆います。必要になるまで室温で休ませます。

4. オーブンを 325°F に予熱します。残りの大さじ2杯の油を大きなフライパンで中火から強火にかけます。タマネギを追加します。4～5分間、または柔らかくなるまで調理してかき混ぜます。残りのにんにくのみじん切りを加えます。1分間調理してかき混ぜます。チェルムーラ、トマト、チキンボーンブロス、ペッパーストリップ、レモンの皮を加えます。沸騰させます。熱を下げる 蓋をせずに15分間調理します。必要に応じて、混合物をタジンに移します。魚と皿に残っているチェルムーラを飾ります。カバー; 25分間焼きます。すぐにサーブします。

オヒョウのエビとガーリック ソース、ソフリット ケール添え

準備：調理時間30分：調理時間19分：4人前

オヒョウにはいくつかの産地と種類がありますが、品質が大きく異なる可能性があり、非常に異なる条件で漁獲されます。魚の持続可能性、魚が生息する環境、および魚が飼育/捕獲される条件は、どの魚が消費に適しているかを決定する要因です。モントレー ベイ水族館のウェブサイト (WWW.SEAFOODWATCH.ORG) を参照して、どの魚を食べ、どの魚を避けるべきかについての最新情報を確認してください。

生または冷凍オヒョウの 6 オンス スライス 4 枚、厚さ約 1 インチ

ブラックペッパー

エキストラバージンオリーブオイル 大さじ6

細かく刻んだタマネギ ½ カップ

¼カップのみじん切り赤唐辛子

にんにく 2片（みじん切り）

¾ 小さじスモークパプリカ

新鮮なオレガノのみじん切り小さじ½

ケール 4 カップ、茎を取り除き、厚さ 1/4 インチ (約 12 オンス) のストリップに切る

水 1/3カップ

8 オンスのミディアム シュリンプ、皮をむき、皮をむき、みじん切りにする

薄くスライスしたにんにく 4片

みじん切り赤唐辛子 小さじ1/4半

ドライシェリー 1/3カップ

レモン汁 大さじ2

みじん切りの新鮮なパセリ 1/4 カップ

1. 魚が冷凍の場合は解凍します。魚をきれいにします。吸収紙で乾かします。魚にコショウをふりかけます。大きめのフライパンにオリーブオイル大さじ2を中火で熱

します。スライスを追加します。10分間、または魚がきつね色になり、フォークでテストしたときにフレークになるまで調理し、調理の途中で一度返します. 魚をトレイに置き、ホイルで覆い、保温します。

2. その間、別の大きなフライパンに大さじ 1 のオリーブ オイルを中火で熱します。玉ねぎ、ピーマン、にんにくのみじん切り2片、パプリカ、オレガノを加えます。3〜5分間、または柔らかくなるまで調理してかき混ぜます。ケールと水を混ぜます。ふたをして、時々かき混ぜながら、3 〜 4 分間、または液体が蒸発して野菜が少し柔らかくなるまで調理します。ふたをして、サーブする準備が整うまで保温します。

3. エビのソースは、魚を焼いたときのフライパンに残りのオリーブオイル大さじ3を加える。えび、にんにく4かけ、赤唐辛子のみじん切りを加えます。2〜3分間、またはにんにくが黄金色になり始めるまで、調理してかき混ぜます。エビを追加します。エビが固くピンク色になるまで2〜3分加熱します。シェリー酒とレモン汁を加える。1〜2分間、またはわずかに減るまで調理します。パセリを加える。

4. オヒョウのスライスの間にエビのソースを分けます。野菜を添えて。

魚介のブイヤベース

最初から最後まで：1時間半 作るのに：4人前

フランスのあの魚、イタリアのチョッピーノのようにその日に獲れた魚介類をにんにく、玉ねぎ、トマト、ワインと一緒に鍋に入れた味を表すと言われています。ただし、ブイヤベースの最も際立った風味は、サフラン、フェンネル、オレンジ ピールの組み合わせです。

1 ポンドの生または冷凍の皮なしオヒョウの切り身、1 インチ片にカット
オリーブオイル 大さじ4
玉ねぎのみじん切り 2カップ
みじん切りにしたにんにく 4片
フェンネル 各1個、ねじってみじん切りにする
ローマトマト 6個（みじん切り）
3/4カップのチキンボーンブロス（参照レシピ）または無塩チキンスープ
¼カップ辛口白ワイン
細かく刻んだタマネギ 1 カップ
フェンネル 1 頭、芯を取り、細かく刻む
にんにく 6片（みじん切り）
オレンジ1個
3 ローマトマト、細かく刻む
サフラン 4枝
新鮮なオレガノのみじん切り 大さじ1
あさり 1 キロ、洗ってすすぐ
1キロのムール貝、剃り、きれいにし、すすいでください（参照ヒント）
フレッシュオレガノのみじん切り（お好みで）

1. オヒョウが冷凍の場合は解凍する。魚をきれいにします。吸収紙で乾かします。魚を脇に置きます。

2. 大さじ 2 のオリーブ オイルを 6 ～ 8 クォートのダッチ オーブンで中火で加熱します。みじん切り玉ねぎ2カップ

、みじん切りフェンネル1カップ、みじん切りニンニク4片を鍋に加えます。時々かき混ぜながら、タマネギが柔らかくなるまで7〜9分間調理します。みじん切りトマト6個とみじん切りフェンネル1頭を追加します。さらに4分間調理します。鶏ガラスープと白ワインを鍋に加えます。5分間調理します。少し冷やす。野菜の混合物をブレンダーまたはフードプロセッサーに移します。ふたをして、滑らかになるまで泡立てるかブレンドします。無視する

3. 同じダッチオーブンで、残りの大さじ 1 のオリーブオイルを中火で加熱します。細かく刻んだタマネギ1カップ、刻んだフェンネルヘッド1つ、みじん切りにしたニンニク6片を加えます。中火で5〜7分間、またはほとんど柔らかくなるまで、頻繁にかき混ぜながら調理します.

4. ジャガイモの皮むき器を使用して、オレンジの皮を幅の広いストリップに取り除きます。無視する 野菜のピューレ、刻んだトマト 3 個、サフラン、オレガノ、オレンジ ジュースをダッチ オーブンに入れます。沸騰させます。熱を下げて煮込み続けます。アサリ、ムール貝、魚を追加します。軽くトスして魚をソースでコーティングします。必要に応じて火加減を調整して、とろ火を維持してください。ふたをして、ムール貝とあさりの口が開き、フォークでさすと魚がほぐれ始めるまで、3 〜 5 分間煮込みます。浅いボウルに注ぎます。お好みでオレガノをふりかける。

クラシックなエビのセビーチェ

準備：調理時間 20 分: 冷ます時間 2 分: 休息時間 1 時間: 30 分: 3 ～ 4 人前

このラテンアメリカ料理は素晴らしいです味と食感。カリカリのキュウリとセロリ、クリーミーなアボカド、熱々で美味しいハラペーニョ、レモン汁とオリーブオイルを混ぜた甘くて美味しいエビ。伝統的なセビーチェでは、レモン汁の酸がエビを「調理」しますが、エビを沸騰したお湯に浸すことは、安全性の面で望ましくなく、エビの風味や食感を損なうことはありません.

1 ポンドの生または冷凍の中エビ、皮をむき、背わたを取り除いたもの
きゅうり 1/2 本、皮をむき、種を取り、みじん切りにする
刻んだセロリ 1カップ
赤玉ねぎ 1/2 個、みじん切り
1つまたは2つのハラペーニョ、種を取り、みじん切りにする（参照<u>ヒント</u>)
½カップの新鮮なレモン
スライスしたローマトマト 2個
アボカド 1 個、半分に切り、種を取り、皮をむき、さいの目切りにする
生のコリアンダーのみじん切り¼カップ
オリーブオイル 大さじ3
黒こしょう 小さじ½

1. エビが冷凍の場合は解凍する。エビの皮をむいて洗います。キューを削除する エビを洗います。吸収紙で乾かします。

2. 大きなボウルに半分ほど水を入れます。沸騰させる。沸騰したお湯にえびを入れます。ふたをせずに、1～2分間、またはエビが不透明になるまで調理します。水切り 海老を冷水にさらし、再び水気を切る。えびの薄切り。

3. 反応しない大きなボウルに、エビ、キュウリ、セロリ、タマネギ、ハラペーニョ、ライム ジュースを入れます。ふたをして、1～2回かき混ぜながら1時間冷蔵します。

4. トマト、アボカド、パクチー、オリーブオイル、ブラックペッパーを混ぜ合わせる。蓋をして室温で30分放置。提供する前に軽くかき混ぜてください。

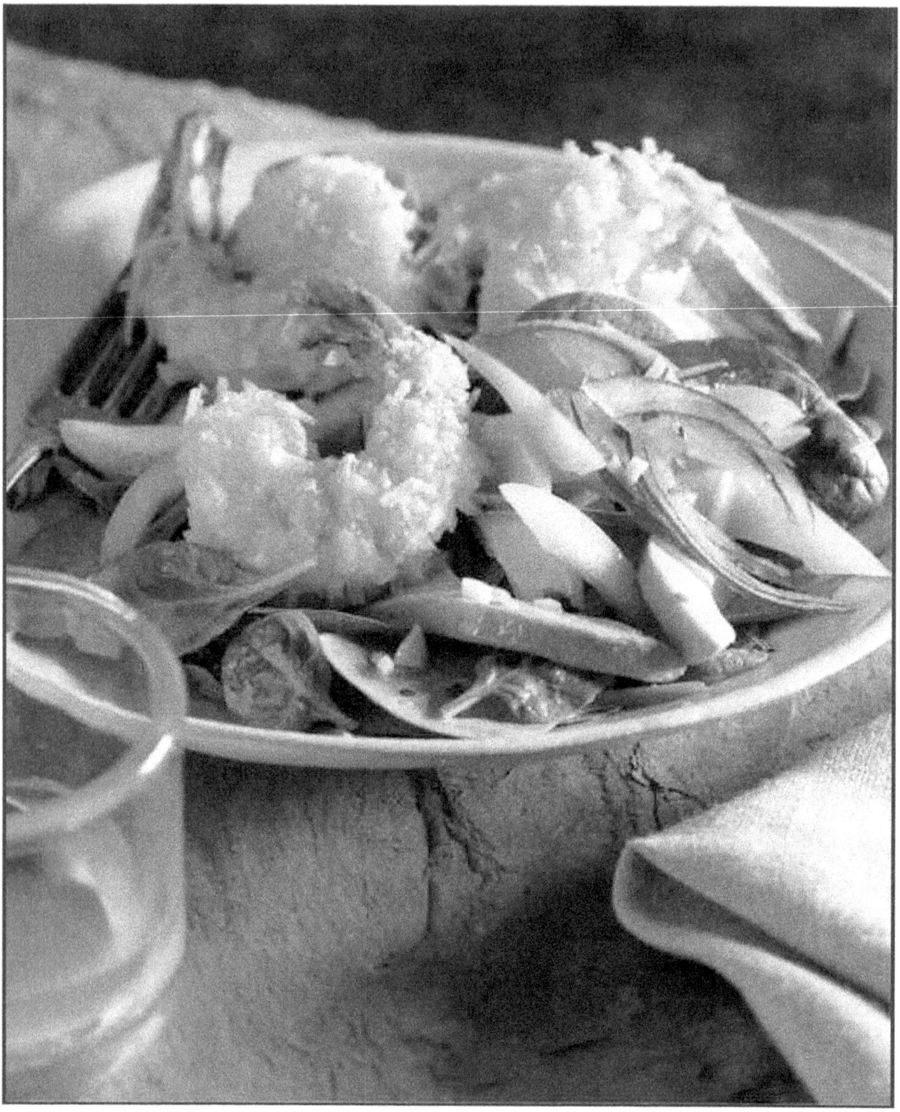

ココナッツシェルシュリンプとほうれん草のサラダ

準備：調理時間25分：4人前8分画像

市販のオリーブオイルスプレー缶穀物アルコール、レシチン、噴射剤が含まれている可能性があり、真のクリーンフードを食べ、穀物、健康的な脂肪、豆類、乳製品を避けるのに最適な組み合わせではありません. オイルプレスは、空気だけを使用してオイルを細かいミストに押し込み、ココナッツをまぶしたエビを調理前に軽くコーティングするのに最適です.

殻付きの生または冷凍エビ 1 ½ ポンド

エクストラバージン オリーブ オイルの混合スプレー ボトル

卵2個

¾ カップの細切りまたは細切りの無糖ココナッツ

アーモンド粉 3/4カップ

アボカドオイルまたはオリーブオイル ½カップ

新鮮なレモン汁 大さじ3

フレッシュレモン 大さじ2

にんにく 2かけ（みじん切り）

⅛～¼ ティースプーンのみじん切り赤唐辛子

新鮮なほうれん草 8 カップ

中サイズのアボカド 1 個、半分に切り、種を取り、皮をむき、薄切りにする

黄色またはオレンジ色のピーマン 1 個、細切りにする

赤玉ねぎフレーク ½カップ

1. エビが冷凍の場合は解凍する。えびは尻尾を残して皮をむき、取り除く。エビを洗います。吸収紙で乾かします。オーブンを 450°F に予熱します。大きな天板にアルミホイルを並べます。ミストボトルから注がれたオイルでフィルムを軽く覆います。無視する

2. 浅い皿に卵をフォークでほぐす。別の浅い皿で、ココナッツとアーモンド粉を混ぜます。エビを卵に浸し、衣をつけます。ココナッツの混合物に転がし、押してコーティングします（尾を覆わないでください）. 準備した天板にエビを単層で置きます。エビの殻をミストボトルのオイルでコーティングします。

3. 8 ～ 10 分間、またはエビが不透明になり、コーティングがわずかに金色になるまで調理します。

4. その間、アボカド オイル、レモン ジュース、ライム ジュース、にんにく、みじん切りにした赤唐辛子をねじ口の瓶に入れ、味付けをします。閉じてよく振ってください。

5. サラダを作るために、ほうれん草を 4 枚の皿に分けます。アボカド、ピーマン、レッドオニオン、エビをトッピング。スパイスで味付けし、すぐに出してください。

海老のセビーチェとトロピカルホタテ

準備：20分マリネ用：30〜60分用：4〜6人前

さっぱりとした軽いセビーチェは素晴らしい食事です暑い夏の夜に。メロン、マンゴー、セラーノ ペッパー、フェンネル、マンゴー レモンのサラダ ドレッシング (参照)レシピ）、これはオリジナルの甘くてスパイシーなバージョンです。

生または冷凍ホタテ 1ポンド

生または冷凍エビ 1ポンド

刻んだメロン 2カップ

中程度のマンゴー 2 個、皮をむき、皮をむき、みじん切りにする (約 2 カップ)

フェンネル 各1個、皮をむき、4等分し、芯を取り、薄くスライスする

中程度の赤パプリカ 1 個、みじん切り（約 3/4 カップ）

必要に応じて種を取り、薄くスライスしたセラーノペッパー 1 〜 2 個 (ヒント)

新鮮なコリアンダーのみじん切り 1/2 カップ

1 マンゴーライムサラダドレッシングのレシピ（参照）レシピ)

1. ホタテとエビが冷凍の場合は解凍する。ホタテは横半分に切る。えびは皮をむいて取り出し、横半分に切る。ホタテとエビをきれいにします。吸収紙で乾かします。大きな鍋に 4 分の 3 まで水を入れます。沸騰させる。エビとホタテを追加します。3〜4分、またはエビとホタテが不透明になるまで調理します。水気を切り、冷水ですすぎ、すぐに冷やします。よく水気を切り、置いておきます。

2. 大きなボウルにマスクメロン、マンゴー、フェンネル、ピーマン、セラーノペッパー、コリアンダーを入れて混ぜる。マンゴーとライムのサラダドレッシングを加える。優しくトスしてコーティングします。茹で上がった海老とホタテをさっと和える。冷蔵庫で30〜60分マリネしてからお召し上がりください。

ジャマイカ海老のアボカドオイル添え

最初から最後まで:20分前：4人前

合計20分の待ち時間で、この料理は、忙しい時期でも、家で健康的な食事をするもう１つの理由です。

1ポンドの生または冷凍ミディアムコーナー
皮をむいてみじん切りにしたマンゴー1カップ（中1個）
赤玉ねぎの薄切り⅓カップ
生のコリアンダーのみじん切り¼カップ
フレッシュレモン 大さじ1
ジャマイカのジャークシーズニング大さじ2〜3（参照）レシピ)
エキストラバージンオリーブオイル 大さじ1
アボカドオイル 大さじ2

1.エビが冷凍の場合は解凍する。中くらいのボウルにマンゴー、タマネギ、コリアンダー、ライムジュースを混ぜます。

2.海老の皮をむき、取り除く。エビを洗います。吸収紙で乾かします。エビを中くらいのボウルに入れます。ジャマイカのジャークシーズニングをふりかけます。エビを四方にまぶします。

3. 大きな焦げ付き防止のフライパンで、オリーブ オイルを中火から強火にかけます。エビを追加します。約4分間、または不透明になるまで調理してかき混ぜます。エビをアボカドオイルで和え、マンゴースローを添えて。

海老のしおれほうれん草と大根添え

準備：15 分間調理: 8 分: 3 人前

「手長海老」とは、伝統的なレストラン料理を指しますバターとたっぷりのガーリックとレモンで揚げた、またはグリルしたエビ。このスパイシーなオリーブ オイルのバージョンは、ラディッキオとほうれん草をすばやくソテーした古風で栄養価の高いものです。

生または冷凍エビ 1ポンド
エキストラバージンオリーブオイル 大さじ4
にんにく 6片（みじん切り）
黒こしょう 小さじ½
¼カップ辛口白ワイン
生パセリのみじん切り½カップ
いわし 半頭 芯を取り薄切り
みじん切り赤唐辛子 小さじ½
ほうれん草 9カップ
レモンボウル

1. エビが冷凍の場合は解凍する。えびは尻尾を残して皮をむき、取り除く。大きなフライパンで、大さじ2杯のオリーブオイルを中火から強火で加熱します。えび、にんにくのみじん切り4片、黒こしょうを加えます。約3分間、またはエビが不透明になるまで調理してかき混ぜます。エビの混合物をボウルに移します。

2. 鍋に白ワインを加える。鍋の底から焦げたにんにくを溶かすために、かき混ぜながら調理します。エビにワインを注ぐ。混ぜ合わせます。パセリをかき混ぜます。暖かく保つためにホイルで覆います。無視する

3. 残りの大さじ 2 杯のオリーブ オイル、残りの刻んだニンニク 2 片、ラディッキオ、刻んだ赤唐辛子をフライパンに加えます。中火で3分間、またはラディッキオがしおれ始めるまで調理してかき混ぜます。ほうれん草をゆっくりかき混ぜます。1～2分間、またはほうれん草がしおれるまで調理してかき混ぜます。

4. ほうれん草の混合物を 3 枚の皿に分けて盛り付けます。エビの混合物を飾る. レモンのくさびを添えて、エビと野菜を絞ります。

アボカド、グレープフルーツ、ヒカマのカニサラダ

最初から最後まで:30分前：4人前

ジャンボかたまりやかまぼこがベストこのサラダに。ジャンボガニはサラダによく合う大きな塊で作られています。背びれは、カニの身の部分とカニの身の小片を組み合わせたものです。巨大なカニよりも小さいですが、背びれはうまく機能します。もちろん新鮮なものが一番ですが、解凍した冷凍カニも素晴らしい選択肢です。

ベビーほうれん草6カップ

ミディアムヒカマ 1/2 皮をむいてみじん切りにする *

ピンクまたはルビーレッドのグレープフルーツ 2 個、皮をむき、種を取り、スライスする **

半分に切った小さなアボカド 2 個

1ポンドのジャンボまたは背びれのカニ肉

バジルとグレープフルーツのドレッシング（右のレシピを参照）

1.ほうれん草を4枚の皿に分けます。ヒカマ、グレープフルーツの切り身、たまったジュース、アボカド、カニ肉をトッピングします。ドレッシングにバジルとグレープフルーツを添える。

バジルとグレープフルーツのドレッシング：スクリュートップジャーに、⅓カップのエキストラバージンオリーブオイルを加えます。¼カップの新鮮なグレープフルーツジュース; 新鮮なオレンジジュース大さじ2; ½小さなエシャロット、みじん切り。細かく刻んだ新鮮なバジル大さじ2。¼小さじのみじん切り赤唐辛子; 小さじ1/4の黒胡椒。閉じてよく振ってください。

*ヒント: 千切りを使用すると、ヒカマをすばやく細く切ることができます。

** ヒント: グレープフルーツを解剖するには、茎の端と果実の付け根でスライスを切ります。作業面に垂直に置きます。果物の丸みを帯びた形に合わせて、果物を上から下に切り、皮を帯状に取り除きます。果物をボウルの上に置き、包丁を使用して、各くさびの側面で果物の中心を切り、果肉を解放します。汁がたまったボウルをボウルに入れます。パルプを捨てる。

ケイジャンロブスターテールをタラゴンアイオリで焼きます

準備：調理時間 20 分: 30 分: 4 人前画像

ふたりだけのロマンティックなディナーに、このレシピは簡単に半分にカットできます。非常に鋭いキッチンばさみを使ってロブスターの尻尾の殻を開き、おいしい肉を手に入れましょう。

2 ケイジャン調味料のレシピ（参照レシピ）
にんにく 12片（皮をむいて半分に切る）
半分に切ったレモン 2個
にんじん 大2本（皮をむく）
皮をむいたセロリの茎 2本
フェンネルの球根 2 個、細切りにする
1ポンドのボタンマッシュルーム
7～8オンスのメインロブスターテール4尾
4 x 8 インチの竹串
パレオアイオリ（ガーリックマヨネーズ）½カップ（レシピ）
¼カップのディジョンマスタード（レシピ）
タラゴンまたはみじん切りの新鮮なパセリ 大さじ2

1. 水 6 カップ、ケイジャン調味料、にんにく、レモンを 8 クォートの鍋に入れます。沸騰させます。5分間沸騰させます。火を弱め、液体を沸騰させ続けます。

2. にんじんとセロリは4等分に切る。にんじん、セロリ、フェンネルを液体に加えます。蓋をして10分煮る。きのこを追加します。カバーして5分間調理します。スキマーを使用して、野菜をボウルに移します。保温する

3. ロブスターの尻尾の付け根から始めて、身と殻の間に串を刺します。(こうすることで、調理中に尻尾が丸まることはありません。) 火を弱めます。ロブスターの尻尾を鍋の沸騰した液体で 8 ～ 12 分間、または殻が真っ赤になり、フォークで穴を開けたときに肉が柔らかくなるまで調理します。ロブスターを調理液から取り出します。ナプキンを使用してロブスターの尾を保持し、串を取り外して廃棄します。

4. 小さなボウルに、パレオ アイオリ、ディジョン マスタード、タラゴンを入れます。ロブスターと野菜を添えて。

ムール貝のポテト サフランのアイオリ添え

開始から終了まで: 1/4 時間: 4 人前

これはフランスの古典の古バージョンですムール貝の白ワインと香ばしいハーブの蒸し物、白いジャガイモを薄くてクリスピーなパンケーキに添えます。調理前に閉じないムール貝、調理後に開かないムール貝は捨ててください。

フライドポテト

パースニップ 1 ½ ポンド、皮をむいて 3 × ¼ インチに切る

オリーブオイル 大さじ3

にんにく 2片（みじん切り）

黒コショウ 小さじ¼

⅛ 小さじカイエンペッパー

サフランのアイオリ

⅓ カップのパレオ アイオリ (ガーリック マヨネーズ) (参照レシピ)

細かく砕いたサフラン 小さじ⅛

ブルーマッスル

オリーブオイル 大さじ4

細かく刻んだエシャロット 1/2 カップ

にんにく 6片（みじん切り）

黒コショウ 小さじ¼

辛口白ワイン 3カップ

平らな葉のパセリ 大小3本

ムール貝 4 キロ、洗って殻をむいたもの *

新鮮なイタリアンパセリ（平らな葉）1/4カップ

生タラゴンのみじん切り 大さじ2（お好みで）

1. パースニップのパンケーキの場合、オーブンを 450°F に予熱します。刻んだピーマンを冷蔵庫で30分間覆うの

に十分な冷水に浸します。吸収紙で水気を切って乾かします。

2. 大きなベーキング トレイにベーキング ペーパーを敷きます。パースニップを大きなボウルに入れます。小さなボウルに、大さじ3杯のオリーブオイル、みじん切りにしたにんにく2片、小さじ1/4の黒コショウ、カイエンペッパーを混ぜます。パースニップと季節にふりかけます。用意した天板にパースニップを均等に並べます。ときどきかき混ぜながら、30 ～ 35 分、またはきつね色になるまで調理します。

3. アイオリは小さなボウルにパレオアイオリとサフランを入れて混ぜる。提供する準備が整うまでカバーして冷蔵します。

4. その間、6～8クォートの鍋またはダッチオーブンで、大さじ4杯のオリーブオイルを中火で加熱します。エシャロット、にんにく6片、小さじ1/4の黒コショウを加えます。約2分間、または柔らかくしおれるまで、よくかき混ぜながら調理します。

5. ワインとパセリの小枝を鍋に加えます。沸騰させる ムール貝を加え、数回かき混ぜます。しっかりと蓋をして、2回軽くかき混ぜながら、殻が開くまで3～5分間蒸します。開かないムール貝を捨てる。

6. 大きな鍋を使用して、ムール貝を浅いスープ ボウルに移します。パセリの小枝を調理液から取り出して廃棄します。ムール貝の上に調理液を注ぎます。刻んだパセリを散らし、お好みでタラゴンを散らします。パースニップのフリットとサフランのアイオリを添えてすぐにお召し上がりください。

* ヒント: ムール貝は購入したその日に調理してください。野生のムール貝を使用している場合は、冷たい水の入ったボウルに 20 分間浸して、砂と砂を洗い流します。（これは、種をまいたムール貝には必要ありません。）固いブラシを使用して、冷水でムール貝を一度に 1 つずつすすぎます。調理する約10～15分前にムール貝の水気を切ります。あごひげから出てくる小さな繊維の塊です。あごひげを取り除くには、親指と人差し指の間の厚い部分をつかみ、鎖骨に向かって引っ張ります.（この方法ではムール貝は死にません。）釣りトングやトングを使用することもできます。各ムール貝の殻がしっかりと閉じていることを確認してください。シェルが開いている場合は、カウンターを軽くたたきます。数分経っても閉じないムール貝は捨ててください。

ホタテのビーツソース炒め

最初から最後まで:30分前：4人前画像

美しい黄金色の地殻のために、鍋に入れる前に、鍋の表面が乾いていて、鍋が十分に熱くなっていることを確認してください。ホタテを2～3分そのままにして、様子を見ながらひっくり返します。

1ポンドの生または冷凍のホタテをペーパータオルで叩く
皮をむいてみじん切りにしたミディアムビーツ 3 個
皮をむいてみじん切りにしたグラニースミス リンゴ 1/2 個
ハラペーニョ 2 個、茎、種、みじん切り（ヒント)
新鮮なコリアンダーのみじん切り 1/4 カップ
細かく刻んだ赤玉ねぎ 大さじ2
オリーブオイル 大さじ4
フレッシュレモン 大さじ2
白コショウ

1.ホタテが冷凍の場合は解凍する。

2. ビーツのドレッシングは、ビーツ、りんご、ハラペーニョ、パクチー、タマネギ、オリーブオイル大さじ2、レモン汁を中くらいのボウルに入れて混ぜる。よく混ぜます。ホタテを調理している間取っておきます。

3.ホタテをきれいにします。吸収紙で乾かします。大きなフライパンで、残りの大さじ 2 のオリーブ オイルを中火から強火にかけます。ホタテを追加します。4～6分間、または外側がきつね色になり、しおれるまで茶色にします。ホタテに白胡椒をふる。

4. 提供するために、ビーツを皿に均等に分けます。ホタテのトップ。すぐにサーブします。

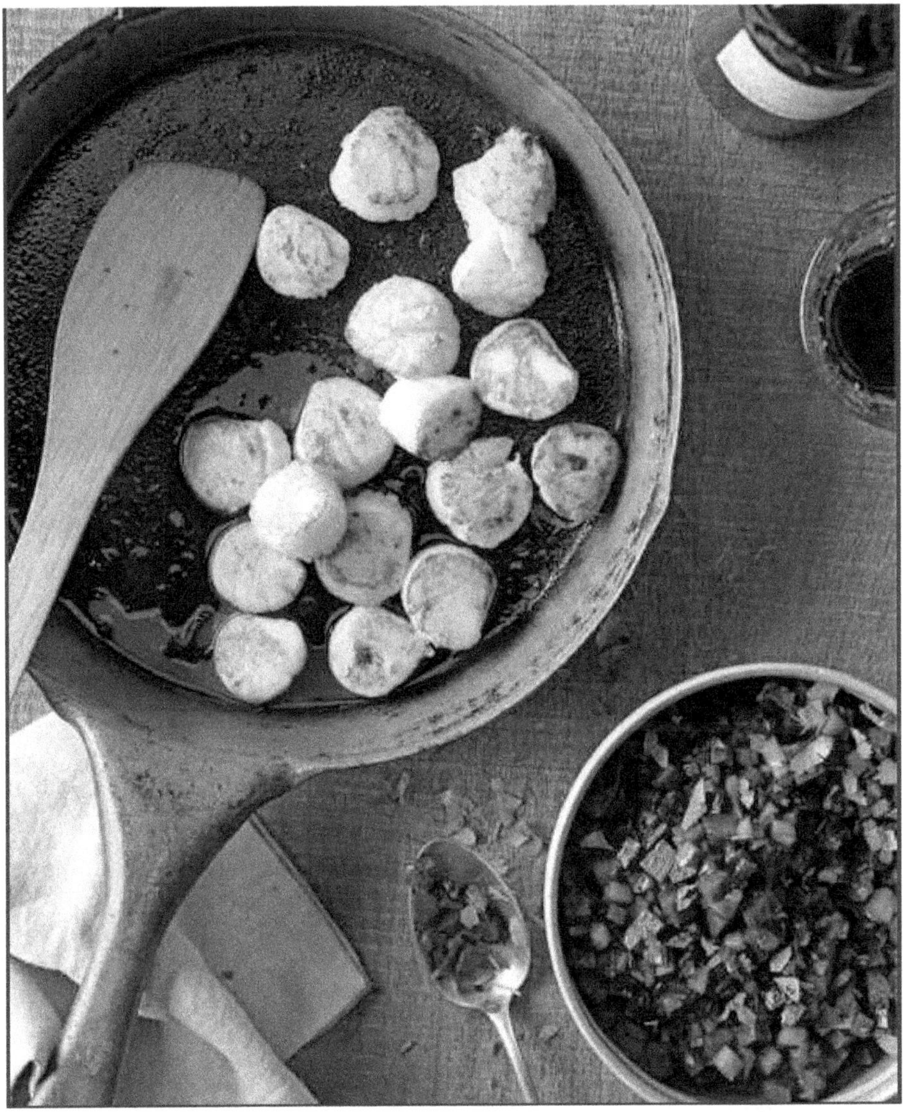

ホタテのグリルキュウリとディルソース添え

準備：35分冷：1〜24時間焼き：9分前：4人前

完璧なアボカドのヒントは次のとおりです。鮮やかな緑色で硬いときに購入し、指で軽く押すと少しになるまで、カウンターで数日間熟成させます。固くて熟していないときは、市場を通過しても傷つきません。

12〜16個の生または冷凍ホタテ（合計1¼〜1¾ポンド）
¼カップのオリーブオイル
にんにく 4片（みじん切り）
挽きたての黒コショウ小さじ1
中サイズのズッキーニ 2 個、皮をむき、縦半分に切る
きゅうり 1/2 本、縦半分に切り、薄切りにする
中サイズのアボカド 1 個、半分に切り、種を取り、皮をむき、みじん切りにする
中型トマト 1 個、種を取り、みじん切りにする
フレッシュミントのみじん切り 大さじ2
刻んだディル 大さじ1

1.ホタテが冷凍の場合は解凍する。ホタテを冷水で洗います。吸収紙で乾かします。大きなボウルに、大さじ3杯の油、にんにく、小さじ3/4のコショウを混ぜます。ホタテを追加します。優しくトスしてコーティングします。時々かき混ぜながら、少なくとも1時間または最大24時間カバーして冷蔵します.

2. ズッキーニの半分に残りの大さじ 1 のオイルを塗ります。残りの小さじ1/4のコショウを均等にふりかけます。

3.ホタテの水気を切り、マリネを注ぐ。各ホタテに 2 本の 10 〜 12 インチの串を挿入します。1 串あたり 3 〜 4 本

のホタテを使用し、ホタテの間に 2 インチのスペースを残します。※（ホタテを2本のレールに乗せると、焼いたり回したりするときに安定します。）

4. 炭火またはガスグリルの場合は、ホタテの串焼きとズッキーニの半分をグリルの上に直接置き、中火にかけます。**ホタテが不透明になり、ズッキーニが柔らかくなるまで蓋をしてグリルし、調理の途中でひっくり返します. ホタテは6～8分、ズッキーニは9～11分待ちます。

5. その間に、きゅうり、アボカド、トマト、ミント、ディルを中くらいのボウルに入れ、ソースを作る。軽く混ぜ合わせます。4枚のお皿にそれぞれホタテ串を刺します。ズッキーニは斜め半分に切り、ホタテの皿に添える。きゅうりの混合物をホタテの上に均等に広げます。

*ヒント: 木製の串を使用する場合は、使用する前に 30 分間十分な水に浸してください。

** グリルの場合: ステップ 3 の説明に従って準備します。ホタテの串焼きとズッキーニの半分を加熱していないグリルパンに置きます。ホタテが不透明になり、ズッキーニが柔らかくなるまで火から 4 ～ 5 インチ調理し、途中で一度ひっくり返します。ホタテは6～8分、ズッキーニは10～12分待ちます。

ホタテのフライ トマト、オリーブ オイル、ハーブ ソース添え

準備：調理時間20分：4人前で4分

ソースは温かいビネグレットソースのようなものです。オリーブ オイル、刻んだ新鮮なトマト、レモン ジュース、ハーブを混ぜ合わせ、非常に穏やかに加熱します。

ホタテとソース

1～1 ½ ポンドの生または冷凍の大きなホタテ (約 12 匹)

ローマトマト大2個、皮をむき、*種を取り、みじん切りにする

オリーブオイル ½カップ

フレッシュレモン 大さじ2

フレッシュバジルのみじん切り 大さじ2

細かく刻んだチャイブ 大さじ1～2

オリーブオイル 大さじ1

サラダ

ひまわりの種 4カップ

くし型に切ったレモン 1個

エクストラバージンオリーブオイル

1. ホタテが冷凍の場合は解凍する。ホタテをきれいにします。ドライ。脇に置く

2. ソースは、トマト、オリーブオイル 1/2 カップ、レモン汁、バジル、チャイブを小さな鍋に入れます。無視する

3. 大きめのフライパンにオリーブオイル大さじ1を中強火で熱します。ホタテを追加します。4～5分、またはきつね色で不透明になるまで調理し、調理の途中で一度返します。

4. サラダ用に、もやしをサービングボウルに入れます。もやしの上にレモンスライスを絞り、オイルの霧雨で味付けします。ドローを組み合わせる。

5. ソースが温まるまで弱火で調理します。沸騰しないでください 提供するには、プレートの中央にソースを少し注ぎます。ホタテ3個を飾ります。スプラウトサラダを添えて。

*ヒント: トマトの皮を簡単に剥くには、沸騰したお湯に 30 秒から 1 分、または皮が割れ始めるまで浸します。沸騰したお湯からトマトを取り出し、すぐに氷水に浸して調理プロセスを停止します。トマトが冷めたら皮をむきます。

クミンカリフラワーのローストフェンネルとネギ添え

準備：調理時間 15 分: 25 分: 4 人前画像

それについて特に魅力的なものがありますローストしたカリフラワーとクミンの素朴で塩辛い風味の組み合わせ。この料理には、干しスグリの甘みがあります。必要に応じて、ステップ 2 のクミンとスグリと一緒に小さじ 1/4 から 1/2 の刻んだチリにもう少し熱を加えることができます.

精製ココナッツオイル 大さじ3

小花に切った中型カリフラワー 1 個（4 ～ 5 カップ）

フェンネル 2 頭（粗く刻んだもの）

解凍して水気を切った冷凍タマネギ 1 ½ カップ

ドライスグリ ¼カップ

挽いたクミン 大さじ2

みじん切りディル（オプション）

1. 大きめのフライパンにココナッツオイルを中火で熱します。カリフラワー、フェンネル、タマネギを加えます。時々かき混ぜながら、蓋をして15分間調理します。

2. 熱を中弱火に下げます。スグリとクミンを鍋に加えます。約10分間、またはカリフラワーとフェンネルが柔らかく黄金色になるまで、蓋をせずに調理します。必要に応じて、ディルを飾ります。

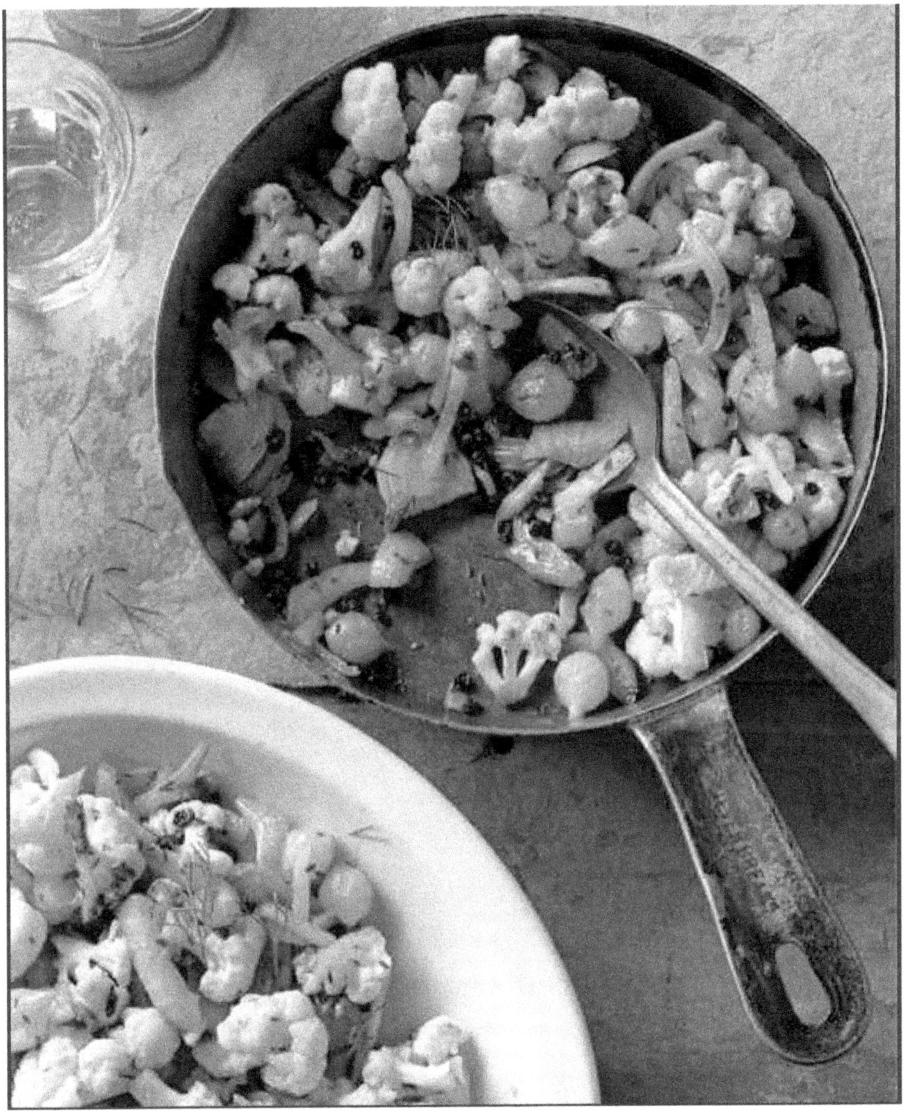

トマトと茄子の濃厚ソース スパゲティスカッシュ添え

準備：30分 調理：50分 冷却：10分 調理：10分 調理：4人前

このおいしいおかずは簡単にひっくり返すことができますメインコースのために。ポテトマッシャーで軽くつぶした後、約1ポンドの牛ひき肉または調理済みのバイソンをナスとトマトの混合物に加えます.

スパゲッティスカッシュ 1個 2～2.5kg

オリーブオイル 大さじ2

なす 1 カップ、皮をむいてみじん切りにする

刻んだタマネギ 3/4カップ

1 小さな甘い赤唐辛子、みじん切り (½ カップ)

にんにく 4片（みじん切り）

中程度に熟した赤いトマト 4 個、必要に応じて皮をむき、粗みじん切り (約 2 カップ)

生バジルのみじん切り ½カップ

1. オーブンを 375°F に予熱します。小さな天板に羊皮紙を敷きます。スパゲッティを横半分に切る。大きなスプーンを使って種と筋を取り除きます。半分に切ったスカッシュを下にして、準備した天板に置きます。50～60分間、またはカボチャが柔らかくなるまで、蓋をせずに焼きます。トレーの上で10分ほど冷ます。

2. その間に大きなフライパンにオリーブオイルを中火で熱します。タマネギ、ナス、コショウを加えます。時々かき混ぜながら、野菜が柔らかくなるまで5～7分間調理します。にんにくを加えます。さらに30秒間調理してかき混ぜます。トマトを追加します。時々かき混ぜながら、トマトが柔らかくなるまで3～5分間調理しま

す。ポテトマッシャーを使用して、混合物を軽くつぶします。バジルの半分をかき混ぜます。ふたをして2分間調理します。

3. 鍋またはタオルを使用して、カボチャの半分を保持します。フォークを使用して、かぼちゃの果肉を中程度のボウルにこすり落とします。スカッシュを4枚の皿に分けます。ソースで均一に味付けします。残りのバジルを散らす。

ポルトベロマッシュルームのピクルス

準備：35分調理：20分調理：4人前7分

新鮮なポートベローのために、茎がまだ無傷のキノコを探します。鰓は湿っているように見えますが、湿っていたり黒くなったりしてはならず、鰓と鰓が十分に離れている必要があります。どんな種類のきのこでも調理するには、少し湿らせたペーパー タオルで乾かします。きのこを水に浸したり、水に浸したりしないでください。きのこは非常に吸収性が高く、柔らかく水っぽくなります。

ポルトベロマッシュルーム 4個（合計1キロ）

¼カップのオリーブオイル

スモークスパイス 小さじ1（レシピ）

オリーブオイル 大さじ2

エシャロットのみじん切り½カップ

にんにくのみじん切り 大さじ1

1 ポンドのフダンソウ、茎とみじん切り (約 10 カップ)

地中海ドレッシング大さじ2（レシピ）

大根のみじん切り½カップ

1. オーブンを 400°F に予熱します。きのこの茎を取り除き、ステップ 2 のために取っておきます。スプーンの先を使って鰓蓋を取り除きます。鰓を捨てる。きのこの帽子を3クォートの長方形のグラタン皿に置きます。¼カップのオリーブオイルでキノコの両面を磨きます。茎の側が上になるようにキノコのキャップを回します。スモークスパイスをふりかけます。フライパンをアルミホイルで覆います。ふたをして、約20分間、または柔らかくなるまで調理します。

2. その間、取っておいたキノコの茎を切り落とします。無視する カルダモンを準備するには、葉から厚いストリップを取り除き、捨てます. じゃがいもの葉は厚めに切る。

3. 大きめのフライパンにオリーブオイル大さじ2を中火で熱します。エシャロットとにんにくを加えます。30秒間調理してかき混ぜます。きのこのみじん切り、じゃがいものみじん切り、地中海風ドレッシングを加えます。時々かき混ぜながら、6〜8分間、または炭が柔らかくなるまで、ふたをせずに調理します。

4. マッシュルームのキャップの間にジャガイモの混合物を分けます。詰めたキノコの上に鍋に残った液体を注ぎます。刻んだ大根をのせます。

ラディッキオのロースト

準備：調理時間 20 分: 15 分: 4 人前

ラディッキオが一番食べられますそのまま揚げたり焼いたりして、サラダのミックスベジタブルに心地よい苦味を加えることができます。大根にはわずかな固有の苦味がありますが、それを圧倒してはいけません。葉がしおれず、新鮮でぱりっとした小さな頭を探します。切り口はわずかに茶色になる場合がありますが、ほとんどが白いはずです。このレシピでは、提供する前にバルサミコ酢の小滴が甘さのヒントを追加します.

大根 2個

¼カップのオリーブオイル

地中海ドレッシング 大さじ1（レシピ)

¼カップのバルサミコ酢

1. オーブンを 400º F に予熱します。大根は芯を残して4等分に切る（くさびは8本）。大根の切り口にオリーブオイルを塗る。天板にウェッジを並べ、側面を下に切ります。地中海のドレッシングでびっしょり。

2. 大根がしんなりするまで約15分、途中で一度返しながら煮る。大根を皿に並べます。バルサミコ酢で味付けします。すぐに奉仕します。

フェンネルのロースト オレンジ ビネグレット添え

準備：25 分間ロースト: 25 分間: 4 人前

残りの酢はトス用に取っておきますサラダに添えたり、豚肉、鶏肉、魚のグリルと一緒に召し上がれます。残った酢は密閉容器に入れて冷蔵庫で3日まで保存できます。

エキストラバージン オリーブ オイル 大さじ 6 とブラッシング用に追加

大きなフェンネル 1 枚、皮をむき、芯を取り、細かく切ります (必要に応じて飾り用に葉を取っておきます)

赤玉ねぎ 1 個

薄くスライスしたオレンジ 1/2 個

½カップのオレンジジュース

白ワインビネガーまたはシャンパンビネガー 大さじ2

りんごジュース 大さじ2

フェンネルシード 小さじ1

細かく刻んだオレンジの皮 小さじ1

ディジョンマスタード 小さじ½レシピ)

ブラックペッパー

1. オーブンを 425°F に予熱します。大きめの天板にオリーブオイルを薄く塗る。フェンネル、タマネギ、オレンジのスライスを鍋に入れます。オリーブオイル大さじ2を上からかけます。野菜を油で軽く炒めてコーティングします。

2. 野菜を 25 ～ 30 分間、または野菜が柔らかくなり、軽く焦げ目がつくまでローストし、途中で一度返します。

3. 一方、オレンジ ヴィネグレットは、オレンジ ジュース、ビネガー、サイダー、フェンネル シード、オレンジの皮、ディジョン マスタード、コショウをブレンダーで混ぜ合わせます。ブレンダーに、残りの大さじ4杯のオリーブオイルを細い流れで加えます。ビネグレットが濃くなるまで泡立て続けます。

4. 野菜を皿に盛ります。少量の酢で野菜を味付けします。お好みでフェンネルの葉を飾ります。

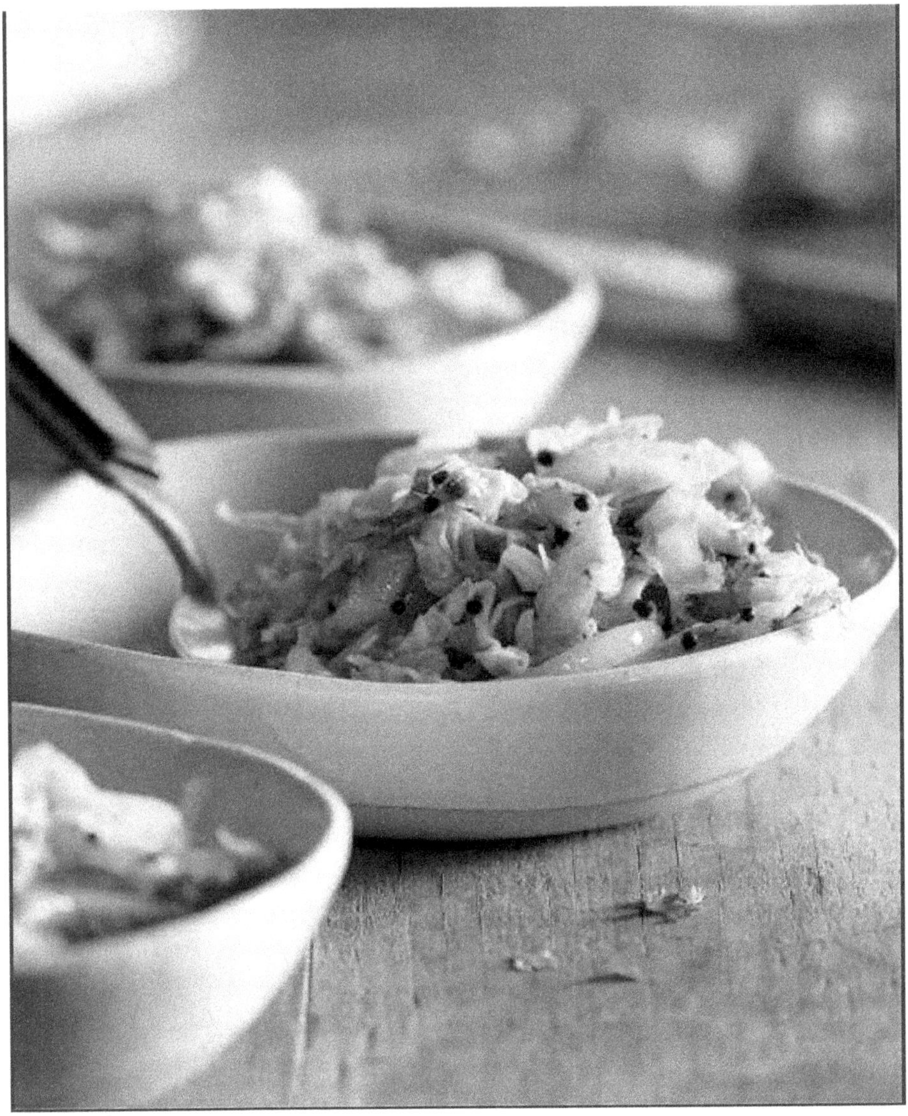

パンジャブ風サボイキャベツ

準備：調理時間 20 分: 25 分: 4 人前画像

何が起こるかは驚くべきことです生姜、にんにく、唐辛子、インドのスパイスで調理した、マイルドな味の淡白なキャベツに変わります。マスタード、コリアンダー、クミン シードがこの料理に風味と歯ごたえを加えます。注意：暑いです！鳥のくちばしの唐辛子は小さいですが非常に強く、料理にはハラペーニョもあります。辛さが足りない場合は、ハラペーニョを使用してください。

1 2 インチの新鮮なショウガ、皮をむいて 1/3 インチのスライスに切る
にんにく 5かけ
大きなハラペーニョ 1 個、ヘタを取り、種を取り、半分に切る (参照ヒント)
無塩ガラムマサラ 大さじ2
ターメリック 大さじ1
½カップのチキンボーンブロス（レシピ）または無塩チキンスープ
精製ココナッツオイル 大さじ3
ブラックマスタードシード 大さじ1
コリアンダーシード 大さじ1
クミンシード 小さじ1
チリ鳥のくちばし（chile de arbol）1本（参照）ヒント)
1 3インチのシナモンスティック
スライスした黄玉ねぎ 2カップ（中2くらい)
薄くスライスしたキャベツ 12 カップ (約 1 ½ ポンド)
新鮮なコリアンダーのみじん切り½カップ（オプション)

1. 生姜、にんにく、ハラペーニョ、ガラムマサラ、ターメリック、鶏ガラスープ 1/4 カップをフード プロセッサーまたはブレンダーで混ぜます。覆い、滑らかになるまで混ぜるか混ぜます。無視する

2. 大きな鍋にココナッツオイル、マスタードシード、コリアンダーシード、クミンシード、チリ、シナモンスティックを混ぜます。中強火で、フライパンを頻繁に振って、2 ～ 3 分間、またはシナモン スティックが緩むまで調理します (注意: 調理中にマスタード シードが飛び散ります)。タマネギを追加します。5～6分間、または玉ねぎが軽く茶色になるまで調理してかき混ぜます。生姜の混合物を追加します。よくかき混ぜながら、6 ～ 8 分間、または混合物がよくカラメルになるまで調理します。

3. キャベツと残りの鶏ガラスープを加える。よく混ぜますふたをして約15分、またはキャベツが柔らかくなるまで2回かき混ぜながら煮る。鍋に会います。6～7分間、またはキャベツが軽く茶色になり、余分な鶏骨スープが蒸発するまで、調理してかき混ぜます.

4. シナモンスティックとチリを取り出して捨てる。お好みでコリアンダーをふりかける。

シナモンローストバターナッツスカッシュ

準備：焙煎20分：30分：4人前、6人前

カイエンペッパー ひとつまみこれらのおいしいロースト カボチャ キューブに少し熱を加えます。必要に応じて簡単に破棄できます。ロースト ポークまたはポーク チョップを添えてこのシンプルな料理を提供します。

かぼちゃ 1 個（約 2 ポンド）、皮をむき、種を取り、1 インチの立方体に切る
オリーブオイル 大さじ2
小さじ1/2の挽いたシナモン
黒コショウ 小さじ¼
⅛ 小さじカイエンペッパー

1. オーブンを 400°F に予熱します。大きなボウルにオリーブオイル、シナモン、黒コショウ、オールスパイスを入れてスカッシュを和えます。大きな天板に羊皮紙を敷きます。カボチャを天板に単層で広げます。

2. 1～2回かき混ぜながら、30～35分間、またはかぼちゃが柔らかくなり、端が黄金色になるまで焼きます。

CPSIA information can be obtained
at www.ICGtesting.com
Printed in the USA
LVHW022319310323
743149LV00015B/1549

9 781783 813483